U0349012

中国医学临床百家

龚龙岗 / 著

耳鼻咽喉头面部修复整形

龚龙岗 2024 观点

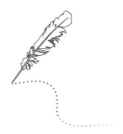

科学技术文献出版社
SCIENTIFIC AND TECHNICAL DOCUMENTATION PRESS

·北京·

图书在版编目（CIP）数据

耳鼻咽喉头面部修复整形龚龙岗2024观点 / 龚龙岗著. -- 北京 ： 科学技术文献出版社， 2024. 8. -- ISBN 978-7-5235-1629-4

Ⅰ . R62

中国国家版本馆 CIP 数据核字第 2024J5E171 号

耳鼻咽喉头面部修复整形龚龙岗2024观点

策划编辑：胡　丹　　责任编辑：胡　丹　　责任校对：张吲哚　　责任出版：张志平

出　版　者	科学技术文献出版社	
地　　　址	北京市复兴路15号　　邮编　100038	
编　务　部	（010）58882938，58882087（传真）	
发　行　部	（010）58882868，58882870（传真）	
邮　购　部	（010）58882873	
官 方 网 址	www.stdp.com.cn	
发　行　者	科学技术文献出版社发行　全国各地新华书店经销	
印　刷　者	北京虎彩文化传播有限公司	
版　　　次	2024 年 8 月第 1 版　2024 年 8 月第 1 次印刷	
开　　　本	710×1000　1/16	
字　　　数	206千	
印　　　张	16　彩插16面	
书　　　号	ISBN 978-7-5235-1629-4	
定　　　价	138.00元	

版权所有　违法必究

购买本社图书，凡字迹不清、缺页、倒页、脱页者，本社发行部负责调换

序
Preface

韩启德

　　欧洲文艺复兴后，以维萨利发表《人体构造》为标志，现代医学不断发展，特别是从 19 世纪末开始，随着科学技术成果大量应用于医学，现代医学发展日新月异，发生了根本性的变化。

　　在过去的一个世纪里，我国现代化进程加快，现代医学也急起直追。但由于启程晚，经济社会发展落后，在相当长的时期里，我国的现代医学远远落后于发达国家。记得 20 世纪 50 年代，我虽然生活在上海这个最发达的城市里，但是母亲做子宫切除术还要到全市最高级的医院才能完成；我患猩红热继发严重风湿性心包炎，只在最严重昏迷时用过一点青霉素。20 世纪 60—70 年代，我从上海第一医学院毕业后到陕西农村基层工作，在很多时候还只能靠"一根针，一把草"治病。但是改革开放仅仅 40 多年，我国现代医学的发展水平已经接近发达国家。可以说，世界上所有先进的诊疗方法，中国的医师都能做，有的还做得更好。更为可喜的是，近年来我国医学界开始取得越来越多的原创性成果，在某些点上已经处于世界领先地位。中国医师已经不再盲从发达国家的疾病诊疗指南，而能根据我们自己的经验和发现，根据我国自己的实际情况制定临床标准和规范。我们越来越有自己的东西了。

要把我们"自己的东西"扩展开来，要获得越来越多"自己的东西"，就必须加强学术交流。我们一直非常重视与国外的学术交流，第一时间掌握国外学术动向，越来越多地参与国际学术会议，有了"自己的东西"也总是要在国外著名刊物去发表。但与此同时，我们更需要重视国内的学术交流，第一时间把自己的创新成果和可贵的经验传播给国内同行，不仅为加强学术互动，促进学术发展，更为学术成果的推广和应用，推动我国医学事业发展。

我国医学发展很不平衡，经济发达地区与落后地区之间差别巨大，先进医疗技术往往只有在大城市、大医院才能开展。在这种情况下，更需要采取有效方式，把现代医学的最新进展以及我国自己的研究成果和先进经验广泛传播开去。

基于以上考虑，科学技术文献出版社精心策划出版《中国医学临床百家》丛书。每本书涵盖一种或一类疾病，由该疾病领域领军专家撰写，重点介绍学术发展历史和最新研究进展，并提供具体临床实践指导。临床疾病上千种，丛书拟以每年百种以上规模持续出版，高时效性地整体展示我国临床研究和实践的最高水平，不能不说是一个重大和艰难的任务。

我浏览了丛书中已经完稿的几本书，感觉都写得很好，既全面阐述了有关疾病的基本知识及其来龙去脉，又介绍了疾病的最新进展，包括笔者本人及其团队的创新性观点和临床经验，学风严谨，内容深入浅出。相信每一本都保持这样质量的书定会受到医学界的欢迎，成为我国又一项成功的优秀出版工程。

《中国医学临床百家》丛书出版工程的启动，是我国现代医学百年进步的标志，也必将对我国临床医学发展起到积极的推动作用。衷心希望《中国医学临床百家》丛书的出版取得圆满成功！

是为序。

作者简介
Author introduction

  龚龙岗，重庆人。主任医师、教授。现任西安交通大学医学院附属红会医院耳鼻咽喉头颈与整形美容外科主任，学科带头人。

  陕西省政协委员，西安市政协委员，九三学社陕西省委员会委员，九三学社西安市红会医院委员会主任委员，九三学社陕西省医药卫生委员会副主任。西安医学会耳鼻咽喉科专业委员会主任委员；陕西省医学会耳鼻咽喉科专业委员会副主任委员；陕西省医师协会耳鼻咽喉科医师分会副会长；中国医师协会耳鼻咽喉头颈外科医师分会委员、整形美容学组组长，整合医学分会整合耳鼻咽喉头颈外科专业委员会（学组）委员；中国中医药研究促进会耳鼻咽喉科专业委员会常务理事；中国医疗保健国际交流促进会耳鼻咽喉头颈外科分会委员；中国中西医结合学会耳鼻咽喉头颈外科专业委员会委员。西安交通大学医疗联盟耳鼻咽喉头颈外科诊疗中心暨陕西省耳鼻咽喉头颈外科联盟成员单位副主任委员；陕西省耳鼻咽喉头颈外科专科联盟战略共建单位副主任委员；西安交通大学医疗联盟颅底外科中心副主任委员。《中国医学文摘耳鼻咽喉科学》《中国医药科学》编委，《中华临床医师杂志（电子版）》审稿专家。

从事耳鼻咽喉头颈外科工作 30 余年，对耳鼻咽喉头颈外科常见病及多发病的诊断和治疗经验丰富，擅长颅颌面修复整形、鼻内镜下鼻及鼻窦的微创手术和鼾症手术治疗，同时具有丰富的临床带教和管理经验。发表学术论文 30 余篇，发明国家实用新型专利 2 项（"一种鼓膜移植制作器""一种鼻骨复位钳制器"）。主持并参与多项省、市、院级科研课题。曾在俄罗斯、芬兰、英国、法国、德国进行学术交流，是美国梅奥医学中心、约翰·霍普金斯医院访问学者。

2001 年任西安交通大学附属红会医院耳鼻喉科主任，20 余年来带领科室成员不断进取，精进医疗技术、加强管理水平、拓展科研道路，2021 年科室更名为耳鼻咽喉头颈与整形美容外科，治疗范围更加广泛，2023 年科室拓展为南北 2 个院区共 82 张床位，两院区均设有独立手术室和护理单元。

先后被评选为陕西省政协医药卫生体育委员会 2023 年度委员读书活动先进个人，九三学社西安市委员会 2023 年度参政议政工作先进个人，西安医学会 2020 年度、2023 年度先进个人，陕西省医师协会 2022 年度优秀科普会员医师。2021 年在"我为群众办实事"实践活动中做出积极贡献，获政协陕西省委员会通报表扬。2020 年在陕西省政协十二届二次会议提出的提案《让紧密型医联体落到实处及建议》，被评为优秀提案。

前言

Foreword

　　头面部修复整形是一个涵盖多学科、多技术的综合性领域，涉及耳鼻咽喉头颈外科、口腔颌面外科、眼科、神经外科等，其不仅关乎患者的生理健康，更与患者的心理健康和社会生活紧密相连。

　　从医学技术的角度来看，头面部修复整形的发展离不开医学科技的进步。随着医学技术的不断发展，头面部修复整形的手术方法和技术不断更新和完善，使手术效果更加自然、安全、持久。同时，非手术技术也不断涌现，如激光、注射等，为头面部修复整形提供了更多的选择。从社会文化的角度来看，修复整形的发展与人们的审美观念、文化背景等密切相关。随着社会的不断发展和进步，人们的审美观念也在不断变化，对美的追求也越来越高。在这种情况下，头面部修复整形成为一种满足人们审美需求的重要手段。同时，不同文化背景下的人们对美的定义和追求也存在差异，这也使头面部修复整形在不同地域和文化背景下具有不同的特点和发展趋势。从个人心理的角度来看，头面部修复整形也可以带来积极的心理效应。许多人因为头面部缺陷或不足而产生自卑、焦虑等负面情绪，通过头面部修复整形，整合多学科优势技术，能更好地改善他们的外貌和形象，提升自信心和幸福感。总之，头面部修复整形是一种重要的医学技术和社会文化现象，其发展离不开医学科技的进步、社会文化的变迁及个人心理的需求。在未来，随着科技的不断进步和人们审美观念的不断提高，头面部修复整形将更加普及和个性化，为人们带来更加美好的生活和体验。

时间如白驹过隙，一眨眼我已在耳鼻咽喉头颈外科工作了34年，工作前10年一直都很迷茫，尤其是在从事耳鼻咽喉头颈外科的很多亚专业时，外科医师的基本操作技术相对实践较少，大部分都是压迫、填塞手术创面。20多年前开始涉及头面部修复整形、头面部骨折切开复位内固定手术。一路走来，跌跌撞撞前行，一步一个脚印地踏实工作，每年都要做大量头面部修复整形手术，积累了很多经验，当然也在不断地向口腔颌面外科医师和眼科医师学习，吸取他们处理颌面部损伤及眼部损伤的经验与教训，与耳鼻咽喉头颈外科医师的工作密切结合起来，取其精华并发扬光大。头面部是我们的"门面"，赏心悦目的外表能让人们更好地融入社会生活，更加热爱生活，幸福感才会满满，所以我一直从耳鼻咽喉头颈外科医师的角度来思考如何让3个学科交界部位的疾病及损伤修复得更完美！经过多年的摸索，我将总结的经验付诸笔尖，撰写成本书。

头面部修复整形技术多样，包括但不限于皮肤移植、组织工程、生物材料应用等。这些技术在修复过程中各有优缺点，需要根据患者的具体情况和创伤类型选择合适的修复方案。对于头面部创伤患者，及时的急诊处理和准确的伤情评估至关重要，包括止血、抗感染、预防休克等紧急处理措施，以及对伤情的全面评估，为后续的治疗和修复提供依据。创面护理是头面部修复整形过程中的重要环节，涉及创面的清洁、保湿、抗感染等多个方面，合理的创面护理不仅可以减少并发症的发生，还能促进创面的愈合。组织再生与重建是头面部修复整形的核心目标，通过各种技术手段促进受损组织的再生和修复、尽可能恢复其结构和功能是提高患者生活质量的关键。在头面部修复整形过程中，需要兼顾功能恢复和美学效果，通过精确的手术操作和细致的修复技术，实现功能与美学的和谐统一是每一位修复医师追求的目标。修复效果评估是头面部修复整形过程中的重要环节，通过对修复效果的客观评价，可以了解治疗效果，及时发现并改进不足之处，为患者提供更好的治疗服务。

随着科技的进步和医学的发展，头面部修复整形领域将面临更多的机遇和挑战。相信未来会出现更多的创新技术和方法，为头面部修复整形提供更加高效、安全、个性化的解决方案。我们这个专业与学科也将得到发展壮大，更有利于患者功能与外形同时修复，减轻患者的经济压力，尽可能减少后期康复的时间及后遗症，给患者更美好的未来。但同时，我们也需要关注这一领域所面临的伦理、法律和社会等方面的挑战，以实现医学与社会的和谐发展。

每个医师都希望用自己的双手为医治的患者创造更完美的治愈效果，如何做到兼顾功能与外形，需要我们多琢磨、多思考，"鱼和熊掌"或可兼得。一个医师只有不断提高技能，才对得起自己这份职业。希望本书能为读者带来启迪与深思，为相关领域的研究和实践提供有价值的参考。

在此特别感谢刘文军、谭聪明、李巧玉、邢园、李瑾、吴雨桐和陈萌等医师为本书的出版做出的贡献！

二零二四年初夏 于西安

目　录
Contents

头面部的解剖

1. 鼻腔与头面部相关解剖

鼻部分为外鼻、鼻腔和鼻窦三部分；外鼻和鼻腔常可统称为鼻，故亦可将鼻部分为鼻及鼻窦两部分。

1.1 外鼻

外鼻形似一个基底向下的三棱锥体，上窄下宽，故有鼻锥体之称，由骨和软骨构成支架，外覆皮肤及软组织（图1，图2）。前棱上端位于两眶之间，与额部相连，称为鼻根；下端向前突起，称为鼻尖；两者之间为鼻梁，鼻梁双侧为鼻背。鼻背向下逐渐增宽，呈半圆形膨隆而具弹性，称鼻翼。锥体的底部有一前后向的分隔，为鼻中隔前下方的游离缘，称为鼻小柱，借此分成左右2个前鼻孔。鼻翼与面颊交界处有鼻唇沟；正常时双侧鼻唇沟深度对称，若一侧面神经麻痹，则该侧鼻唇沟变浅或消失。

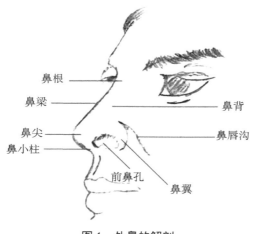

图1　外鼻的解剖

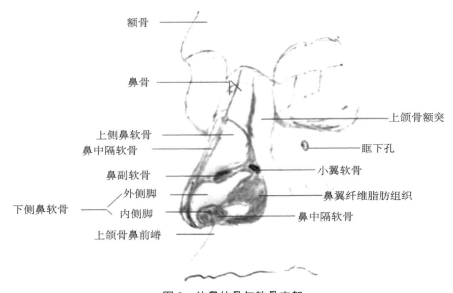

额骨

鼻骨

上侧鼻软骨
鼻中隔软骨

鼻副软骨

外侧脚
下侧鼻软骨
内侧脚

上颌骨鼻前嵴

上颌骨额突

眶下孔

小翼软骨

鼻翼纤维脂肪组织

鼻中隔软骨

图 2　外鼻的骨与软骨支架

（1）外鼻骨性支架

外鼻骨性支架上方有额骨鼻部和鼻骨，双侧有上颌骨额突；筛骨正中板为外鼻的间接骨性支架。鼻骨下缘、上颌骨额突内缘和上颌骨腭突（前方与切牙骨融合）游离缘共同围成梨状孔。鼻骨：左右各一，相互连接于中线（鼻骨间缝），上与额骨鼻部相接（额鼻缝），后面以鼻嵴与筛骨正中板相接，外侧与上颌骨额突相接（鼻颌缝），下缘游离于梨状孔上方，亦为梨状孔的最高部位。近中央处有鼻骨孔，为血管、神经出入之处。鼻骨上端窄而厚，有良好的保护作用；下端宽而薄，易受外伤而骨折，形成鞍鼻；由于血管丰富，因此骨折复位后愈合良好。上颌骨额突与鼻骨相接成为梨状孔的边缘，此边缘即为外鼻与鼻腔的分界线。上颌骨额突的上部向前，促成鼻梁的高度；下部向后，以容纳上侧鼻软骨及鼻翼大、小软骨等，使外鼻成为三棱锥体形。

（2）外鼻软骨支架

外鼻软骨支架为透明软骨，有软骨膜，依靠致密的结缔组织附着于梨状孔边缘。各软骨之间也为结缔组织所联系，因此外鼻软骨支架弹性很大，若非鼻中隔的软骨发生断裂、脱位或弯折，可经高强度弯曲而不后遗畸形。外鼻由下列软骨构成支架。

1）上侧鼻软骨。上侧鼻软骨又名侧鼻软骨或隔背软骨鼻背板，左右各一，呈三角形。其上缘与鼻骨下缘和上颌骨额突相连；内侧缘在中线会合并连接鼻中隔软骨的前上缘；下缘依靠籽状软骨固着于下侧鼻软骨上缘。

2）鼻中隔软骨。鼻中隔软骨又名四方软骨或隔背软骨鼻隔板，唯一，是构成软骨部鼻中隔的主要部分，其前上缘和鼻骨共同构成鼻梁的支架。

3）下侧鼻软骨。下侧鼻软骨又名大翼软骨，左右各一，呈马蹄形，有内、外两脚。双侧下侧鼻软骨的内侧脚相遇于中线，与鼻中隔软骨的前下缘接合而构成鼻小柱的支架。外侧脚呈片状，为鼻翼的主要支架。在相当于鼻阈处，外侧脚上部呈嵴状突入鼻腔。

4）小翼软骨。小翼软骨为形状和数目不一的小软骨，位于下侧鼻软骨与上颌骨梨状孔缘之间的纤维脂肪组织之内。

5）籽状软骨。籽状软骨位于上侧鼻软骨和下侧鼻软骨间的纤维脂肪组织内，其形状、数目不一，较小翼软骨小。小翼软骨和籽状软骨可统称为鼻副软骨。

1.2 鼻腔

鼻腔由鼻中隔分为左右各一，每侧鼻腔为一前后开放的狭长腔隙，顶部较窄，底部较宽，前起于前鼻孔，后止于后鼻孔。

前鼻孔：由鼻翼的游离缘、鼻小柱和上唇围绕而成，鼻腔以此和外界相通。

后鼻孔：左右各一，由骨质构成，上覆黏膜，成人后鼻孔呈椭圆形，为鼻腔和鼻咽部的通道，较前鼻孔大。上缘为蝶骨体及犁骨翼，下缘为腭骨水平部的后缘，外缘为蝶骨翼突的内侧板，内缘为犁骨后缘。各鼻甲后端止于后鼻孔前约 1 cm 处，若鼻甲肥大，则可抵达后鼻孔处。

鼻腔的顶部与底部大致平行。每侧鼻腔分为鼻前庭和固有鼻腔两部分。

（1）鼻前庭

鼻前庭为介于前鼻孔和固有鼻腔之间的一个小空腔，位于鼻腔最前段，起于鼻缘，止于内孔区。鼻前庭的外侧为鼻翼包围，其形状视下侧鼻软骨的内面而定，内侧为鼻小柱，表面由皮肤覆盖。在鼻前庭的皮肤与固有鼻腔黏膜交界处的外侧部分，相当于下侧鼻软骨外侧脚的上缘处，有一弧形隆起，称为鼻阈；与鼻阈相对应的内侧鼻中隔和外下方的鼻腔底部也呈皱襞样隆起，共同围成鼻内孔，即内孔区。内孔区较前鼻孔小，为鼻前庭的内界和最狭窄处，对鼻的呼吸功能有重要影响。

鼻前庭的皮肤部分为复层鳞状上皮，并有角化层细胞，但在鼻前庭壁的上半部，则为无角化的复层鳞状上皮，其下为薄层结缔组织及软骨膜。鼻前庭皮肤富有皮脂腺和汗腺，并生有鼻毛。鼻前庭的前部，相当于下侧鼻软骨内侧脚和外侧脚交角处或鼻尖内角处，有一向前外方膨出的隐窝，称为鼻前庭隐窝或鼻尖隐窝，为疖肿、痤疮及皲裂的好发处。

鼻瓣区是鼻腔气道最狭窄的部分，亦为鼻阻力最大的部位，对吸入和呼出的气流可起到类似"闸门"样的限流节制作用。位置概况：内侧即鼻中隔，上外侧为上侧鼻软骨下缘与下侧鼻软骨外侧脚上缘的连接处，下方为梨状孔的底部及下鼻甲的前端。

（2）固有鼻腔

通常将固有鼻腔简称为鼻腔。起于内孔区，经后鼻孔通向鼻咽部，有内、外、顶和底四壁。

1）内壁。内壁即鼻中隔，由骨部和软骨部组成。骨部鼻中隔以筛骨正中板和犁骨为主体；另有鼻中隔周围的颅骨，均为嵴状骨片，即上颌骨鼻嵴、腭骨鼻嵴、蝶嘴和蝶嵴、额骨鼻嵴及鼻嵴等，亦为鼻中隔骨部的组成部分（图3）。鼻中隔的具体组成部分我们将在后面做具体介绍。

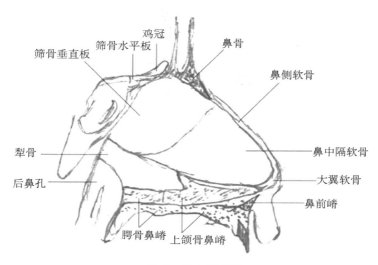

图 3　鼻中隔支架

2）外侧壁。鼻腔外侧壁是鼻部解剖结构中最为复杂的区域，也是最具生理和病理意义的部位，亦为鼻窦炎发病的关键之处，其结构极不平整，由鼻骨、上颌骨额突、泪骨、上颌窦内侧壁、筛骨、腭骨垂直部、下鼻甲和蝶突的内侧板等构成（图 4）。在蝶突和腭骨垂直部相接处的前上方近蝶突底处有蝶腭孔，向外通翼腭窝，为蝶腭神经及血管进出鼻腔之处。外侧壁的外上部分经筛窦与眼眶相隔，外下侧毗邻大部分上颌窦。

外侧壁上有上鼻甲、中鼻甲和下鼻甲突出于鼻腔中，梯形排列，向内下方悬垂。上鼻甲与中鼻甲为筛骨的一部分，下鼻甲为一独立骨片，以 3 个突起（筛突、上颌突和泪突）附着于上颌窦内侧壁和腭骨垂直部，位于上颌窦口之下。各鼻甲的外下方均有一裂隙样空间，称为鼻道，为上、中、下 3 个鼻道。各鼻甲与鼻中隔之间的共同狭长腔隙称总鼻道。在中鼻甲游离缘平面以上的总鼻道，即相当于上、中两鼻甲与鼻中隔之间的腔隙称为嗅裂，亦称嗅沟。鼻甲及鼻道的形成，缩小了鼻腔空间，增加了鼻腔黏膜的表面积，对鼻腔生理功能有着非常重要的意义。

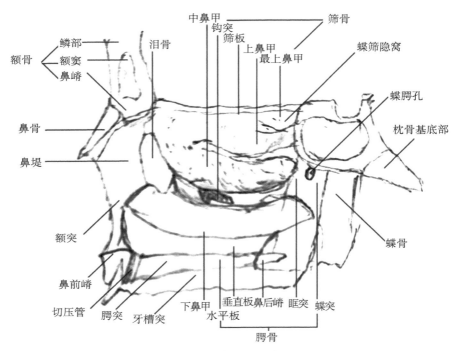

图 4　鼻腔外侧壁

上鼻甲：发育自筛骨，位于鼻腔外侧壁后上方，为各鼻甲中最小者，有时仅为一黏膜皱襞。上鼻甲后上方有一凹陷，称蝶筛隐窝，蝶窦开口于此。上鼻甲及其附近区域解剖位置隐蔽，做前鼻镜检查时，多不能看见。若用不同角度的鼻内镜沿着中鼻甲下缘至中鼻甲后端，将镜面不断转动方向，即可观察到上鼻甲、上鼻道、蝶筛隐窝和后组筛窦的开口。此区域毗邻的筛板极薄，因此，较易损伤筛板导致脑脊液鼻漏。

中鼻甲：亦属筛骨结构，前段垂直向下，后段的游离缘逐渐外卷，几乎与鼻腔底平行。从形态上亦可将中鼻甲分为垂直部和水平部，垂直部悬挂在鼻腔外侧壁中部，上起颅前底筛板，下至鼻腔中部，可在前鼻镜下观察；水平部附丽于筛骨主体，是筛窦上界和颅前底的重要标志。水平部前段附丽于筛板外缘和筛顶内缘之间的连接处，该处筛板有诸多小孔，有嗅神经穿过，是鼻腔手术易损伤的部位；水平部向后（即后段）逐渐下降，位于筛窦下方，向外延续到中鼻甲基板，该基板横贯筛窦止于纸样板，成为前、后筛房的骨性间隔，其前下为前组筛窦，后上为后组筛窦。中鼻甲是重要的解剖标志，进行鼻窦手术时应严格保持在中鼻甲的外侧进行，可防止损伤筛板。

下鼻甲：为一独立骨片。上缘附着于上颌骨和腭骨垂直部的鼻甲嵴上，是各鼻甲中最大者。下鼻甲在鼻腔外侧壁的附着线呈一向上隆起的弧线，隆起的最高点在前、中 1/3 交界处。故下鼻道顶部也呈类似的弧形隆起。下鼻甲下缘呈游离状，较厚，多气房，尤以中部为明显。

上鼻道：位于上鼻甲的下方，较狭小，约占鼻腔外侧面后方的 1/3，仅为中鼻道长度的一半。在其外侧壁上有后组筛窦的开口。

中鼻道：位于中鼻甲的下外侧，约占鼻腔外侧面后方的 2/3。其外侧壁解剖结构复杂，是内镜鼻窦手术进路中最为重要的区域，亦为前、中组筛窦的内侧壁。

中鼻道外侧壁上有 2 个隆起，后上者名为筛泡，位于中鼻道的中前部，内含 1 ～ 4 个较大气房，属中筛房。在筛泡前下方有一弧形嵴状隆起，名为钩突，亦为筛骨的一部分，构成筛漏斗内侧壁的上部。在筛泡和钩突之间，有一长 10 ～ 20 mm、宽 2 ～ 3 mm 的半月形裂隙，名为半月裂孔。半月裂孔向前下和外上延伸并逐渐扩大形成的漏斗状沟槽，名为筛漏斗，深 0.5 ～ 10 mm；而半月裂孔实际上是筛漏斗在中鼻道外侧壁上的开口，是前组鼻窦和中鼻道之间通气引流的裂孔。筛漏斗的外侧壁主要为筛骨纸样板和上颌骨额突，内侧壁以钩突为主，钩突骨板前缘与筛漏斗外侧壁融合成锐角，形成筛漏斗前方的盲端；筛漏斗的后缘大部分为筛泡前表面；筛漏斗最上部为额隐窝。额窦有时直接开口于额隐窝，但多经额鼻管开口于筛漏斗的前上端，其后为前组筛窦开口，再后为上颌窦开口。

窦口鼻道复合体：指以筛漏斗为中心的附近区域，包括筛漏斗、钩突、筛泡、半月裂孔、中鼻甲、中鼻道、前组和中组筛房、额窦开口和上颌窦自然开口等一系列结构。功能性内镜鼻窦外科将窦口鼻道复合体作为一个整体来对待，认为是治疗鼻窦炎的症结所在。鼻内镜筛窦手术亦以中鼻甲、钩突和筛泡作为手术标志和进路。

下鼻道：下鼻甲的下外侧和鼻腔外侧壁之间为下鼻道，是各鼻道中最宽、最长的，其外侧壁常向上颌窦内膨隆。下鼻甲附着部呈一向上隆起的弧形，隆起的最高点位于前中 1/3 的交界处。下鼻道前上方有鼻泪管开口，位于下鼻甲附着处之下，相当于弧形顶部的最高处，距离前鼻孔 3 ～ 3.5 cm。此开口呈漏斗形，周围为活瓣样黏膜皱襞，称为泪襞。鼻腔炎症可经此导致泪道及结膜发生感染。当鼻泪管狭窄时，可用细弯探针沿下鼻道顶部循着前下向后上探入鼻泪管施行扩张术。

在发生学上，鼻甲的生长速度超过鼻腔高度的生长速度。初生儿的下鼻甲抵达鼻腔底部，以至中鼻道成为主要的呼吸通道；儿童的下鼻甲与成人比相对较大，故儿童患鼻炎时鼻塞较显著。

3）顶壁。顶壁呈穹隆形，非常狭小，前部仅约 1 mm，后部较宽，约 5 mm。可分为 3 段：前段倾斜上升，为额骨鼻部及鼻骨的背侧面；中段是分隔颅前窝与鼻腔的筛骨水平板，板上有多数细孔，即筛孔，又称筛板，从鼻腔嗅区黏膜有嗅丝穿过筛孔到达颅内，筛板薄而脆，受外伤时易发生骨折，为鼻部手术的危险区（图 5）；后段倾斜向下，主要由蝶窦前壁构成。

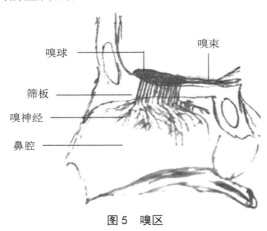

嗅球

嗅束

筛板

嗅神经

鼻腔

图 5　嗅区

4）底壁。底壁即硬腭的鼻腔面，与口腔相隔。前 3/4 为上颌骨腭突，后 1/4 由腭骨水平部构成。底壁呈水平位，但至后部则稍向下倾斜。距离鼻腔底前缘约 1 cm 近鼻中隔处，左右各有一切牙管（或称鼻腭管）的开口，腭大动脉（终支）、静脉及腭前神经等由此通过。

（3）鼻腔黏膜

鼻腔黏膜前起鼻前庭内鳞状上皮和柱状上皮的过渡区，向鼻腔内延伸，广布于鼻腔各壁及各个鼻道，与鼻咽部、鼻泪管和鼻窦的黏膜连续。按其部位、组织学构造和生理功能的不同，分为嗅区黏膜和呼吸区黏膜两部分。

1）嗅区黏膜。此区黏膜亦称嗅黏膜，在成人中，大多数仅占鼻腔上部的一小部分，分布于上鼻甲内侧面及与其相对应的鼻中隔部位。儿童嗅黏膜分布范围较广，可包括一小部分中鼻甲内侧面和与之相对应的鼻中隔表面。嗅区黏膜为无纤毛假复层柱状上皮，是由嗅细胞、支持细胞和基底细胞构成的一种特异性感觉上皮。其内含有一种管泡状腺体，名嗅腺，具有多数短管，开口于嗅黏膜表面；其分泌出的浆液性液体能溶解到达该处的气流中的含气味物质微粒，刺激嗅毛产生嗅觉。嗅裂阻塞、嗅黏膜萎缩、颅前窝骨折或病变累及嗅觉进路等均可导致嗅觉减退或丧失。

2）呼吸区黏膜。此种黏膜占鼻腔的绝大部分。邻近鼻前庭处为鳞状上皮和变异上皮，中鼻甲和下鼻甲前端及鼻中隔下部的前 1/3 左右为假复层柱状上皮，其他部位均系假复层柱状纤毛上皮。故呼吸区大部分黏膜上皮由柱状纤毛细胞、柱状细胞、杯状细胞和基底细胞组成。上皮细胞表面有从纤毛细胞生长出来的纤毛，每个柱状纤毛细胞有 $250 \sim 300$ 根纤毛，大部分纤毛的长度为 $4 \sim 6$ μm，根部略粗，尖端稍细，平均直径 0.3 μm。除前下方很少一部分纤毛向前运动外，纤毛的运动方向皆自前向后，将鼻腔内尘埃、细菌等异物随着分泌物排至鼻咽部。在柱状纤毛细胞之间散在少量无纤毛柱状细胞，其表面有丰富的微绒毛，借以保持黏膜的湿度。黏膜中含有丰富的黏液腺、浆液腺、混合型腺体及杯状细胞，能产生大量分泌物，在黏膜表面形成一层随纤毛运动而不断向后移动的黏液毯；其主要成分为水、无机盐、黏多糖、黏蛋白和溶菌酶，此类物质有助于纤毛的运动，并且具有保护纤毛的作用。呼吸区黏膜与其下方的骨膜或软骨膜黏着很紧，构成一层难以移动的黏骨膜或黏软骨膜。由于固有层的厚薄不一，以致黏膜的厚度极不均匀。鼻腔外侧壁黏膜最薄，不及 1 mm；在某些主要突起部位，如中鼻甲与下鼻甲的游离缘和前、后端，鼻窦的窦口周围，鼻中隔的中、下段和后缘双侧，则黏膜较厚，可达 5 mm。黏膜厚处含有丰富的、由静脉血管构成的海绵状组织；在下鼻甲游离缘后端，毛细血管和小静脉之间形成海绵状血窦，内有丰富的含血腔隙。海绵状血窦在正常情况下呈收缩状态，有冷空气刺激时即扩张，借以调节吸入空气的温度。黏膜深层的血液可不经过毛细血管，而从小动脉直接流入小静脉，此为动静脉吻合。

鼻黏膜血管各段有不同作用。毛细血管主司血液与组织液间的物质交换，称为交换血管或营养血管；小静脉和海绵状血窦的张力则决定局部血容量，进而影响鼻的通气程度，称为容量血管；动脉小分支、小动脉和动静脉吻合调节血液的流量，称为阻力血管。

（4）鼻腔（包括鼻窦）的血管及淋巴

1）动脉。鼻腔的动脉主要来自颈内动脉的眼动脉和颈外动脉的上颌动脉。

①眼动脉的分支。眼动脉伴视神经由视神经孔入眶后，有分支经筛前孔及筛后孔入鼻腔。

筛前动脉：入筛前孔后，经眶颅管迂回颅内，再经鸡冠前端两旁小孔进入鼻腔。供应鼻腔外侧壁的前上部、鼻中隔的前上部、额窦及前组筛窦。

筛后动脉：经筛后孔入鼻腔。供应鼻腔外侧壁的后上部、鼻中隔的后上部及后组筛窦，并与蝶腭动脉吻合成丛。

②上颌动脉的分支。上颌动脉是颈外动脉较粗的终支。在腮腺内于下颌骨颈的后下方，从颈外动脉几乎呈直角分出后，水平纤曲向前，居下颌骨颈与蝶下颌韧带之间，即入翼外肌与颞肌之间，穿过翼外肌的两肌头而达翼腭窝，分出与鼻部有关的下列各终支。

蝶腭动脉：为供应鼻腔血运的主要动脉，经蝶腭孔入鼻腔后，分为鼻后外侧动脉和鼻中隔后动脉。

鼻后外侧动脉：供应鼻腔外侧壁的大部分（后部和下部）、鼻腔底、额窦、筛窦及上颌窦。有分支与筛后动脉吻合。另有较粗的分支隐行于下鼻道外侧壁上，在下鼻甲手术或上颌窦鼻内开窗术中如被损伤，则出血剧烈，往往是某些所谓"出血位置不明"或"鼻腔后段出血"的来源处。

鼻中隔后动脉：又称鼻后内侧动脉，横过蝶窦前、下壁交界处到达鼻中隔，供应鼻中隔的大部分（后部及下部），其较粗的一支称鼻腭动脉，在鼻中隔前下部分与筛前和筛后动脉的鼻中隔支、上唇动脉鼻中隔支和腭大动脉吻合，在黏膜下层构成网状血管丛，动脉丛称为利特尔区，静脉丛称为克氏丛，为鼻出血最常见的发生部位。

上颌牙槽后动脉：行经上颌骨后外壁上的牙槽管，有小分支入上颌窦。

眶下动脉：经眶下管（infraorbital canal，IC）出眶下孔，有分支供应鼻腔外侧壁前段和上颌窦。

腭大动脉：从翼腭管内的腭降动脉分出，出腭大孔后，向前进入切牙管，在鼻中隔前下部分与鼻中隔后动脉吻合。

2）静脉。静脉大致与动脉伴行而同名。需要特别说明的是，老年人下鼻道外侧壁后方邻近鼻咽处有表浅扩张的鼻后侧静脉丛，称鼻 - 鼻咽静脉丛，为鼻腔后部出血的好发部位。

由于鼻腔和鼻窦的静脉均可直接或间接与颅内大静脉相交通，故为炎性感染向颅内传播的途径。同样，鼻腔或鼻窦感染亦可波及邻近的眼眶组织。

3）淋巴。鼻腔上部淋巴管较少。鼻腔前 1/3 的淋巴管穿过鼻的骨部和软骨部间隙而与外鼻淋巴管相联系，汇入耳前淋巴结、腮腺淋巴结和下颌下淋巴结。鼻腔后 2/3 的淋巴管及鼻窦的淋巴管，汇入舌骨大角附近的颈深淋巴结上群及第 2 颈椎前的咽后淋巴结，并在咽鼓管咽口周围构成淋巴管丛。鼻部恶性肿瘤可循上述淋巴引流途径发生转移。

（5）鼻腔（包括鼻窦）的神经

包括嗅神经、感觉神经和自主神经三部分。

1）嗅神经。嗅黏膜组织结构前文已述。嗅神经由多条嗅丝组成，每侧 20 余支，通过筛板的筛孔进入嗅球。在嗅球处更换第 2 级神经元，经嗅束至嗅三角及前穿质嗅觉皮质下中枢，更换第 3 级神经元而达大脑皮层嗅觉中枢。嗅神经的鞘膜系硬脑膜的延续部分，其周围间隙与硬脑膜下腔相沟通，故手术损伤嗅区黏膜或继发感染，可循此入颅，引起严重的鼻源性颅内并发症。

2）感觉神经。主要来自三叉神经第 1 支（眼神经）和第 2 支（上颌神经）。

①来自眼神经。鼻睫神经分支：分为筛前神经和筛后神经。筛前神经，经筛前孔进入鼻腔。除鼻外支分布于鼻前庭、鼻尖、鼻背外，鼻内支又分为鼻内侧支和鼻外侧支。鼻内侧支分布于鼻中隔前上部；鼻外侧支分布于鼻腔外侧壁前上部、下鼻甲前段、筛窦及额窦。筛后神经，经筛后孔分布于蝶窦及后组筛窦，以及接近上鼻甲的鼻腔外侧壁小范围的黏膜和鼻中隔的相应区域。

额神经分支：有眶上神经的分支分布到额窦。

②来自上颌神经。蝶腭神经：感觉神经纤维穿过或绕过蝶腭神经节，通过蝶腭孔进入鼻腔。

上颌牙槽后支：分布于上颌窦。

3）自主神经。自主神经主要控制鼻黏膜的血管舒缩和腺体分泌。

交感神经及副交感神经的纤维均经蝶腭神经节入鼻腔。

交感神经：节前纤维来自脊髓第 1 和第 2 胸节的灰质侧角的交感神经节前连接细胞，经颈交感干上行至颈上神经节，在此交换神经元；节后纤维则通过颈内动脉丛、岩深神经和翼管神经，到达蝶腭神经节。神经纤维在神经节内不交换神经元，随蝶腭神经及腭前神经入鼻腔，分布于鼻黏膜。

副交感神经：副交感神经细胞位于脑桥上的上泌涎核与泪腺核，其节前纤维离开脑桥后，在中间神经内随面神经到达膝神经节，再离开面神经而分出岩浅大神经和含有交感神经纤维的岩深神经，在破裂孔处会合，然后共行于翼管中，称翼管神经，通过翼管到达蝶腭神经节。

在正常情况下，分布于鼻腔的交感神经与副交感神经的作用保持平衡；交感神经兴奋时，鼻黏膜血管收缩；副交感神经兴奋时，鼻黏膜血管扩张，腺体分泌增多。

（龚龙岗　谭聪明　陈萌）

2. 鼻窦与头面部相关解剖

在鼻腔的上方、上后方和两旁，由左右成对的 4 对鼻窦环绕。鼻腔和鼻窦及各鼻窦之间，鼻窦与眼眶、颅前窝和颅中窝之间，仅由一层菲薄的骨板相隔；因此，鼻腔或鼻窦病变可波及眼眶或颅内，反之亦然。

鼻窦：为鼻腔周围颅骨中的一些含气空腔，一般双侧对称排列，共有 4 对，依其所在颅骨命名，称为上颌窦、筛窦、额窦和蝶窦，筛窦中有为数不多的骨隔，形似蜂房，称气房，几个气房共合一个窦口，按窦口所在部位不同，一般将其所属气房分为两部分，即前组筛窦和后组筛窦。

在临床上，因上颌窦、前组筛窦及额窦均开口于中鼻道，故将其合称为前组鼻窦；后组筛窦和蝶窦合称为后组鼻窦，前者开口于上鼻道，蝶窦开口于蝶筛隐窝。

蝶窦、筛窦及额窦因均位于鼻腔上部，所以又合称上组鼻窦，似为一组整体的气房群，额窦似一位于前部的最大气房，蝶窦则是位于后部的最大气房。上组鼻窦与颅内组织仅隔一层菲薄骨板，因此，这些鼻窦的疾病、外伤或手术并发症均可导致颅内并发症。上颌窦位居下方，称下组鼻窦，不易引起颅内并发症。此外，各鼻窦与眼眶关系亦甚密切。

鼻窦的黏膜与鼻腔黏膜相连续，亦为假复层柱状纤毛上皮，但较菲薄脆弱，仅在窦口附近者因富黏液腺和海绵体，因此较厚。黏膜内血管和腺体较少，色较苍白。窦内黏膜纤毛运动方向均朝向窦口。若窦内骨壁有先天性缺裂，则于该处的窦内黏膜直接与毗邻软组织接连。黏膜的最深层构造紧密，富有弹性，代替骨膜，又名黏骨膜层，具有分支伸入骨髓的间隙，因此，黏膜炎症可诱发骨炎或骨髓炎。

2.1　上颌窦

上颌窦居于上颌骨体内，为鼻窦中最大者。上颌窦呈不规则的三角锥体形，锥底为鼻腔外侧壁，锥尖指向上颌骨颧突。窦腔的容积个体差异甚大，可为 2 ～ 30 mL，平均为 15 mL。窦腔若有垂直骨隔分为前、后两部，前腔开口于中鼻道，后腔则多开口于上鼻道。由水平骨隔将窦腔分为上、下两部者较少见，上部多为后组筛房伸入所致。上颌窦前壁陷入或鼻腔侧壁外凸或两者兼有时，可致窦壁靠近；甚者，前、内两壁完全接触，牙槽骨向上陷入，面部外形亦显凹陷。

（1）前壁

前壁又称面壁，向外下倾斜，在尖牙根上方有一略为凹陷的部位，骨壁甚薄，称尖牙窝，行上颌窦手术常经此进入窦腔。在尖牙窝上方，眶下缘下方有一孔，称眶下孔，为眶下神经及血管通过之处。

（2）后外壁

后外壁与翼腭窝及颞下窝毗邻。上颌窦肿瘤破坏此壁时，可导致下颌骨运动受限，引起张口困难。

（3）内壁

内壁即中鼻道和下鼻道外侧壁的大部分，仅接近鼻腔底的骨质较厚，越向上越薄，在下鼻甲附着处最薄，是经下鼻道进行上颌窦穿刺的良好部位。内壁的后上方邻接后组筛窦，为经上颌窦行筛窦刮除术的传统手术进路。

上颌窦的骨性窦口或称上颌窦裂孔，范围较大，其界限：前界是下鼻甲的泪突和泪骨下端，后界为腭骨垂直板，上界是与筛窦连接的上颌窦顶壁，下界为下鼻甲附着部。由于钩突和下鼻甲的筛突呈"十"字形连接，故可将上颌窦骨性窦口划分为前上、前下、后上和后下4个象限。上颌窦开口位于前上象限，其余3个象限则由窦内与鼻腔侧壁双层黏膜和致密结缔组织形成的膜性结构所封闭；此膜性封闭部分称为鼻囟门，是鼻内镜下行上颌窦自然开口扩大术或开窗术的常用进路。

上颌窦开口为上颌窦自然出口，位于上颌窦内侧壁前上部，多呈椭圆形、圆形，也有呈肾形或横裂状者。口径大小不一，小者仅0.15 cm，开口呈裂缝状；大者达0.58 cm，平均口径为（0.28±0.01）cm。80.95%的上颌窦开口位于半月裂孔中后部，23%有上颌窦副口，副口多位于下鼻甲附着缘上方、中鼻道中部。

（4）上壁

为眼眶的底壁，眶下神经和血管穿过此壁内的眶下管出眶下孔至尖牙窝。若眶下管有先天性裂隙，则眶下神经直接在上颌窦黏膜下通过，进行手术时易被伤及。单侧面颊麻木，为上颌窦恶性肿瘤早期症状之一，此为眶下神经受累所致。

（5）底壁

底壁相当于上颌骨牙槽突，为上颌窦各骨壁中最厚者，常低于鼻腔底部，此壁与上列的第 2 前磨牙及第 1、第 2 磨牙的根部有密切关系。窦腔极大者，甚至尖牙根也位于窦腔底部。这些牙齿的根部通常与窦腔仅由一层菲薄骨质相隔，有时直接埋藏于窦内黏膜之下，导致牙根感染容易侵入窦内，引起牙源性上颌窦炎。鼻内镜上颌窦手术，尤其是上颌窦根治术后或上颌窦恶性肿瘤侵犯牙根或牙槽神经，均可引起牙齿酸痛，甚者可致牙齿脱落。

2.2 额窦

额窦位于额骨内、外两层骨板之间，筛窦的前上方，左右各一。额窦形似一底在下方、尖向上方的三棱锥体，但大小、形状极不一致。有时一侧或双侧均未发育，或一侧大、另一侧小，或发育很大，伸延入颧突、眶顶。东方人的额窦一般不及西方人的大，额鼻管亦称鼻额管，也较直，故患额窦炎及因此引起并发症者较少。

发育良好的额窦，常有骨隔自内壁长出，使窦腔形成不完全的多房状。在个别情况下，窦腔被骨隔分为互不相通的两房，使该侧成为双额窦。

过度发育的筛气房，可突入额窦腔内，称额泡。额泡发生在额窦内侧者，可推压额鼻管使之狭窄。此时，额窦因引流不良而易罹患炎症，施行额窦手术或做额窦冲洗而插管时，都会出现困难。

额窦开口位于额窦底部的后内方，通常是在窦底的最低点，凭借额鼻管而通到中鼻道或无额鼻管而直接开口于中鼻道。个别尚有开口于前筛窦或上颌窦内者。额鼻管弯曲而狭窄，稍有黏膜肿胀即易发生阻塞，影响额窦的通气引流，使窦内分泌物潴留而产生症状。

（1）前壁

前壁为额骨外板，正居于前额部，最坚厚，含有骨髓，故当患额窦炎时，有发生骨髓炎的风险。

（2）后壁

后壁为额骨内板，后对颅前窝，较薄。其上部呈垂直状，下部向后倾斜。额窦黏膜的静脉常通过此壁与硬脑膜静脉通连，故患额窦炎时，有发生颅内并发症的可能。

（3）底壁

底壁外侧 3/4 为眼眶顶部，其余靠内侧部分为前组筛房顶部。此壁最薄，尤以眶内上角处为甚。额窦炎引起的眶壁骨膜下脓肿多发生于此，急性额窦炎时，此处压痛最为明显，施行额窦手术时常选此处作为进路。

（4）内壁

内壁即分开双侧额窦的中隔，故又称额窦中隔。下部垂直，常位于中线；上部常偏曲，以致双侧额窦大小不一。中隔上如有缺裂，则该处呈膜性，即骨质缺裂处的双侧有黏膜覆盖。

2.3 筛窦

筛窦是位于鼻腔外上方筛骨内、鼻腔外侧壁上部与眼眶之间、蝶窦之前、前颅底之下的蜂窝状气房结构。成人筛窦每侧含 4 ～ 17 个气房，多数为 7 ～ 11 个气房；发育良好的筛窦可达 18 ～ 30 个气房，并可伸展入额窦底部、蝶窦上方或侧方、上颌窦后上方及额骨眶部等处，个别情况下，尚可通过鼻中隔到达对侧鼻腔或向上伸入鸡冠。筛窦气房的大小、排列及伸展范围极不规则，双侧常不对称，故又有筛骨迷路之名。筛窦气房变异虽多，但绝无未发育者。筛窦解剖变异中，尤以后组筛房差异最大。

临床上，常以中鼻甲附着缘（即以近似横贯筛窦的中鼻甲基板）为界将筛窦分为前、后两组：位于其前下者为前组筛窦，位于其后上者为后组筛窦。此种分界并不准确代表筛房的实际解剖位置，因前组筛窦的气房可伸至蝶窦，而后组筛窦气房亦有伸达中鼻甲前端者。因此，以窦口所在部位划分前、后组筛窦为宜，即前组筛窦开口于中鼻道，后组筛窦开口于上鼻道。两组筛窦的气房互不相通。

（1）前界

前界为额骨的筛切迹、鼻嵴和上颌骨额突。

（2）后界

后界与蝶窦前壁的外侧部分相接；但有时后筛房可扩展到蝶窦外侧和上方，甚至越达蝶窦后壁，此时筛窦后界为蝶鞍前壁。筛窦手术时，若从前鼻孔深达 8 cm 以上仍未发现蝶窦前壁，便应考虑此种情况。筛窦后界外上方仅借一菲薄骨壁与视神经孔相隔。

（3）上界

上界是筛顶壁为额骨眶板内侧部，即额骨的筛小凹，是颅前窝底的一部分。筛顶的外侧为额骨眶板外侧部，内侧与筛板连接。筛板常较筛顶略低。

（4）下界

下界即中鼻道外侧壁结构，如筛泡、钩突及筛漏斗等。

（5）外界

外界为泪骨和筛骨纸板构成外侧壁的大部分，与眼眶内容物相隔。纸板呈正长方形，前缘连接泪骨，后缘连接蝶骨，上缘连接额骨眶板，下缘全部与上颌骨的眶壁相连接。纸板与额骨眶板接缝处有筛前孔与筛后孔，有同名的血管和神经通过。

（6）内界

内界是鼻腔外侧壁上部，以上鼻甲和中鼻甲为界。

2.4 蝶窦

蝶窦位于蝶骨体内，位于鼻腔最后上方。蝶窦左右各一，成人双侧蝶窦的形状和大小常不对称，平均上下径为 20 mm，内外径为 18 mm，前后径为 12 mm；容量为 6～8 mL。窦腔大小及骨壁的厚薄个体差异较大，窦腔愈大，骨壁愈薄。大者常将垂体包在窦内，或窦腔延伸入枕骨底部或蝶骨大翼等处；毗邻的骨管，如视神经管、圆孔管、翼管等也可突入窦腔内。一侧或双侧蝶窦完全未发育者罕见。窦腔内壁光滑或被突起的骨隔分成多房。

蝶窦位居颅底深部，与颅中窝的蝶鞍、颈内动脉、海绵窦、视神经管、视交叉及第 3～6 对脑神经等的关系极为密切。由于蝶窦的气化变异较多，以及其与最后组筛房的解剖关系亦常有变异，因此其与上述诸多结构的毗邻关系并不十分恒定，造成蝶窦区域的手术难度很高，风险甚大。术前进行详细的影像学检查极有助益。

（1）前壁

前壁稍向前下倾斜，形成鼻腔顶的后段及筛窦后壁。上部骨质较薄，与颅底骨质相接。前壁下部骨质较厚，逐渐向下向后移行形成蝶窦下壁。前壁外侧为最后筛房的后壁，内侧界为蝶骨嵴，连接鼻中隔后上缘。蝶窦开口位于前壁上方近鼻中隔处，双侧基本对称，引流入蝶筛隐窝的后部。此开口一般高于窦底 3～20 mm，平均为 14 mm，不利于窦腔分泌物引流。蝶窦骨性窦口的直径约为 10 mm，由于窦内外黏膜在骨孔处相遇吻合，使骨性窦口缩小成为一个直径仅 2～3 mm 的黏膜孔。施行蝶窦开口扩大术时，不仅需切除窦口处黏膜，还需将前壁骨质咬除一部分，以防新的窦口在术后缩小。

（2）后壁

后壁甚厚，其后为颅后窝的脑桥及基底动脉，但发育极佳的枕鞍型蝶窦后壁较薄，手术时应避免损伤此壁，以防导致严重后果。术前CT 检查若发现，即应予以注意。

（3）上壁

上壁是颅中窝底的一部分，上有蝶鞍，承托垂体。气化良好的蝶窦，其上壁与整个鞍底毗邻，上壁即为鞍底。上壁前方有视交叉，视神经孔位于上壁和外壁的交界处。

（4）下壁

下壁为后鼻孔上缘及鼻咽顶部。与前壁交界处有蝶腭动脉的鼻中隔后动脉经此到鼻中隔；与外壁交界处，有颈外动脉的腭升动脉经过。在下壁外侧部分，有一个骨管，即翼管，其中有翼管神经通过。在开放蝶窦前壁的手术中，扩大开口的下界至少应距后鼻孔后缘10 mm，以免损伤蝶腭动脉。

（5）内壁

内壁即骨性蝶窦中隔，常偏向一侧，可致一侧窦腔容积超出对侧数倍；也可位于中间，使双侧窦腔基本相等。有时蝶窦中隔亦可缺如，使两窦合而为一，窦口也仅一个，但极为罕见。

（6）外壁

外壁亦为颅中窝底的一部分，与海绵窦、颈内动脉、眼动脉及第2～6对脑神经关系极为密切。外侧壁亦很薄，有时可出现先天性缺损，并有众多小孔，有小静脉经此与海绵窦通连，因此蝶窦感染可沿此传入颅内，引起海绵窦栓塞或脑膜炎等并发症。

（龚龙岗　谭聪明　陈萌）

3. 鼻中隔与头面部相关解剖

鼻中隔由骨部和软骨部组成。

3.1 骨部鼻中隔

骨部鼻中隔以筛骨正中板和犁骨为主体；另有鼻中隔周围的颅骨，均为嵴状骨片，即上颌骨鼻嵴、腭骨鼻嵴、蝶嘴和蝶嵴、额骨鼻棘及鼻嵴等，亦为鼻中隔骨部的组成部分。

筛骨正中板：亦称筛骨垂直板，为一个似四角形的骨板，位于鼻中隔上部，上接筛骨筛状板；其前上缘与额骨鼻棘及鼻嵴相接；前下缘稍厚，与鼻中隔软骨的上缘相接；后缘与蝶嵴和蝶嘴相连；后下与犁骨连接。

犁骨：形状如犁而得名，居鼻中隔后下部。前缘上有一个沟，筛骨正中板及鼻中隔软骨嵌入其内。上缘最厚，向双侧分为犁骨翼，有蝶嘴或合并蝶嵴嵌入；当施行鼻中隔黏膜下切除术时，此沟与翼有时可清楚看到。下缘呈锯齿形，连接于上颌骨鼻嵴及腭骨鼻嵴之上。后缘游离，较薄而光滑，其两旁为双侧后鼻孔。

3.2 软骨部鼻中隔

软骨部鼻中隔主要由鼻中隔软骨构成，另有犁鼻软骨及下侧鼻软骨内侧脚。

鼻中隔软骨：居鼻中隔前下部，为不规则的四角形，又称为四方软骨或隔背软骨鼻隔板。后部介于筛骨正中板与犁骨之间；下缘与上颌骨鼻嵴相连；前上缘上部接于鼻骨间缝，下部则介于双侧上侧鼻软骨之间；前下缘为游离缘，与双侧下侧鼻软骨内侧脚相近。

犁鼻软骨：在鼻中隔软骨下缘的双侧，前鼻嵴的后方左右各有一块薄软骨片，称为犁鼻软骨，为种族发生学上的残留产物。在鼻中隔手术中，常被误认为断折的软骨片。

下侧鼻软骨内侧脚：双侧下侧鼻软骨内侧脚于鼻中部相互接合，构成鼻中隔的最前下部分，覆有皮肤及皮下组织，称为膜性鼻中隔，即鼻小柱。因可左右移动，故又名可动鼻中隔，即鼻前庭内壁。

骨膜及软骨膜外覆有黏膜。在鼻中隔最前下部分的黏膜内血管汇聚成丛，称利特尔区，即利氏动脉区或称克氏静脉丛（图6）。此处黏膜常发生上皮化生，并呈现小血管扩张和表皮脱落，因此最易出血，大多数的鼻出血源于此，故亦称鼻中隔易出血区。

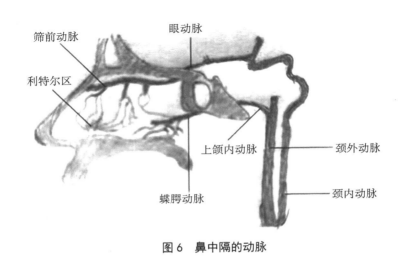

筛前动脉

眼动脉

利特尔区

上颌内动脉

颈外动脉

蝶腭动脉

颈内动脉

图 6 鼻中隔的动脉

（龚龙岗　谭聪明　陈萌）

4. 下颌骨与关节相关解剖

下颌骨位于面下部，呈弓形，围成口腔的前壁和侧壁，是面部唯一能活动的骨骼。其水平部分为下颌体，其垂直部分为下颌支，表层为骨密质，内部为骨松质，与颞骨关节凹组成颞下颌关节。下颌支与颞骨形成关节，该关节非常灵活，可做出包括咀嚼动作在内的多种动作，下颌骨的骨小梁也顺应咀嚼肌的拉力和力传送的方向而排列，斜向上后排列成线形，称为肌力线与应力线。其通过下颌支而终于髁突而传力，但一部分力量还经此而传到颅底。下颌骨前部的骨小梁，从一侧的下缘到对侧的上缘，且双侧骨小梁在下颌联合处交叉，骨质增厚以加强抗力。由于肌力线和应力线的影响，下颌骨的结构形态也产生功能性改变。下颌骨在颌面部骨骼中虽然面积和体积都大，但结构上却有几处薄弱部位，如下颌骨的髁突颈、下颌角、颏孔和正中联合等处，均为骨折的好发部位。

4.1 外科解剖学

尽管从胚胎学角度来讲下颌骨属于膜内成骨，但其物理结构与具有关节软骨和两根营养血管的长骨相似。下颌骨呈弓形，由皮质骨和松质骨构成，自颅底弓形向前下方突出，组成面部骨骼最粗壮、坚硬的部分。双侧下颌升支由马蹄形并有牙列存在的下颌骨体部相连。每侧下颌升支含 2 个突起，即髁突与冠突。髁突与关节窝共同组成颞下颌关节（图 7）；冠突是颞肌的附丽部位。髁突头由相对较细的髁突颈部支撑，该部位是骨折好发区。

由于位置突出，下颌骨比面中部骨骼更易发生骨折。此外，与"火柴盒结构"的面中部骨骼可吸收直接外力的特点不同，下颌骨受到的打击外力会通过颞下颌关节直接传到颅底。这反过来意味着相对较轻的下颌骨骨折可能伴发严重的闭合性颅脑损伤，因此，拳击者猛烈重击下颌骨时可能会导致对手晕倒。

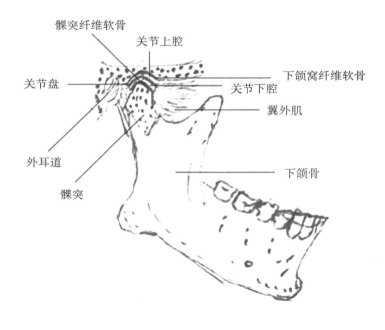

图 7　颞下颌关节

4.2 肌肉附丽

下颌骨有大量强健的肌肉沿下颌骨体长轴附丽，包括咀嚼肌（颞肌、咬肌、翼内肌和翼外肌）和舌骨上肌群（二腹肌、颏舌骨肌、下颌舌骨肌），这些肌肉共同控制下颌骨的运动。有些肌肉可产生极大的咬合力，并在骨折错位的形成中扮演重要角色。颏舌肌是构成舌体的主要肌肉，附着于下颌骨的颏棘。如果伤者意识丧失，颏舌肌松弛失去控制，有可能造成舌后坠而危及气道。

4.3 骨膜

骨膜是决定下颌骨骨折是否稳定最重要的因素。骨膜是一层致密的纤维膜。如果骨膜完整且与骨相连，骨折碎片就不会发生严重的错位。骨膜在极强的外力作用下可从骨断端剥离，但更多时候是被逐渐累积的骨松质渗血影响而出现剥离。一旦骨膜因外伤或手术剥离而出现断裂，下颌骨在附丽其上的肌肉影响下更易发生移位和活动。

4.4 牙齿

与上颌骨相比，下颌骨牙槽窝构成了相对薄弱的区域，并且在许多下颌骨骨折中，牙齿是一个潜在的感染源。从物理结构上看，下颌骨与长骨类似，但在下颌骨骨折时，每脱落一颗下颌牙就如同经历一次开放性骨折。若此类开放性骨折发生在四肢长骨上，如胫骨和股骨，必将导致顽固的骨髓炎，而发生在下颌骨时，尽管伤口暴露于有菌环境下，但通常仍可获得良好的愈合。在进化的过程中下颌骨获得了对感染独特的抵抗力。虽然良好的颌骨血供和唾液中的生长因子在其中扮演了重要的角色，但具体机制尚不明确。任何骨折线上含有牙齿的下颌骨骨折都属于开放性骨折，而且这些牙齿可能会变成死髓牙，是潜在的感染源。

4.5 神经和血管

在下颌升支内侧，下牙槽神经和血管通过下颌（舌侧）孔进入下颌骨，在下颌神经管内向前穿行。这两者为下颌牙提供营养和感觉神经支配。颏神经于前磨牙区经颏孔出下颌骨，支配下唇感觉。下牙槽神经很脆弱，当骨折线经过下颌神经管时，如下颌体和下颌角部骨折，经常会导致神经损伤，从而引起牙齿和下唇的麻木或感觉异常。

面神经分支走行于下颌升支前面，易被此区的直接创伤所伤及。有时下颌体或下颌角的骨折也可能损伤面神经，但并不常见。

除了下牙槽血管活动性出血外，下颌骨骨折通常不会伴有大血管的损伤。舌底的大血肿常由广泛性骨折时舌背静脉断裂所致。面动静脉经过下颌角，易被此处的直接创伤所损伤。

4.6 颞下颌关节

间接性外力传导至颞下颌关节区可以引起急性创伤性关节炎，但髁突不一定会骨折。急性创伤性关节炎在影像学上表现为关节滑膜液渗漏并伴有关节间隙变宽；临床表现为关节区明显疼痛，同时伴有下颌骨运动重度受限。

如果髁突头发生关节囊内骨折，常会造成关节积血，如果发生在儿童身上，则有可能会导致颞下颌关节纤维性或骨性关节强直并影响髁突的生长潜力。

关节盘是颞下颌关节的重要组成部分。常规影像学检查无法显示关节盘，但磁共振成像可以清楚显示。不过，下颌骨外伤引起关节盘损伤的发病率的资料尚不完善。关节盘本身的破裂或其附着的丧失都可能是造成关节功能紊乱的重要因素。

4.7 髁突

下颌骨髁突形态似椭圆，内外径长，为 18 ～ 24 mm；前后径短，为 5 ～ 8 mm，像一把高尔夫球拍的头倒置向内突出。从侧面观，横嵴将髁突顶分为前后 2 个斜面，前斜面是关节负重区。髁突的外侧有一粗糙面，是关节盘和韧带附着处。髁突颈部明显变细，并向内弯向腹侧，是骨折好发部位之一，其颈上部前方有一凹陷，称为翼肌窝，为翼外肌的附着处。

颞骨鳞部的关节面位于颞骨鼓部的前方，包括关节面的凹部（关节窝）及关节面的突部（关节结节）。关节结节的后斜面为功能面，是关节的负重区。关节窝顶部与颅中窝之间仅有薄骨板相隔。因此，有些髁突骨折或手术造成的创伤可引起颅底骨折。

颞下颌关节盘位于关节窝与髁突之间（关节窝、关节盘、髁突），呈椭圆形，分前带、中间带、后带、双板区，主要由胶原纤维和弹力纤维组成。关节囊由纤维结缔组织组成，上方附着于关节结节、鳞鼓裂等，下方止于髁突颈部。关节韧带每侧 3 条，分别是颞下颌韧带、茎突下颌韧带、蝶下颌韧带。下颌骨髁突、颞骨关节面、关节盘、关节囊、关节韧带组成颞下颌关节。

（龚龙岗　谭聪明　陈萌）

5. 头面部外科手术技术及特点

现代颅颌面创伤治疗的终极目标是立即或早期通过彻底的、可预测的且没有并发症的治疗，恢复颅面部所有结构的形态和功能。这也适用于颅面部骨骼矫正手术和肿瘤切除后的重建手术。由于颅颌面损伤的类型不同，严重程度或病理变化也不同，所以不是所有的创伤治疗都可以达到这个目标，例如，某些组织（眼球、牙齿和神经等）严重损伤，解剖或功能不能被恢复。然而，即使是这些严重的病例，也应该尽可能地给予完整治疗。谨记最终的治疗目标是达到最好的效果。

现代颅颌面手术的目标是获得尽可能高的生活质量。现代颅颌面创伤救治应基于以下条件：①根据患者具体的伤害需要进行跨学科联合治疗方法；②适当的影像学检查；③基于科学和个人治疗经验的个体治疗计划；④适当的手术时机；⑤治疗，尤其是手术治疗，应当按照最高标准进行，涉及现代技术和设备，在颅面创伤方面包括使用现代内固定系统、组织（骨）替代材料、组织（骨）转移等，在特殊情况下可以使用内镜检查和导航；⑥个体治疗后的恢复和随访。为了获得最佳的疗效，上述几个方面几乎同等重要。

骨折的手术治疗一般包括以下步骤：暴露骨折、骨折复位、内固定。切开复位内固定治疗总会涉及软组织手术，可能涉及组织（骨）移植或组织（骨）替代物的使用。通常所有面部骨折的治疗方法都可能引起相应的并发症和不良反应。外科医师必须熟悉并能够以恰当的方式与患者沟通。颅颌面骨折治疗主要目标的达成，在理想情况下应该是可预测、安全、无并发症的。这个目标有时可以通过多种治疗选择来实现。在一些情况下，患者的舒适感是影响治疗决策的主要因素，例如，有时患者可以选择牙弓夹板固定或 4 周的颌间结扎固定等非手术治疗处理下颌骨体部骨折，也可以选择手术治疗，后者可能会出现某些手术并发症，但是手术后即刻或不久即可开始功能训练。此外，其他相关合作科室的处置能力也是影响治疗决策的因素之一，尤其对于老年患者。要记住，外科医师治疗的不仅是骨折本身，还包括患有骨折的患者。因此，治疗决策的选择不仅涉及骨折的类型和严重程度，患者整体的健康状况、基础疾病、年龄、可能出现的并发症、社会地位、治疗效果的期望值都需要考虑。对于不同的治疗方案，被选用的应该是预期能获得最好疗效的方案。

回到手术本身，除了精心计划，颅颌面骨折手术修复涉及 4 个连续的手术步骤：充分暴露、骨折断端复位、适当的内固定、细致的创面关闭。

充分暴露：根据骨折部位和严重程度来选择手术切口。一般来说，手术切口应该尽可能小、隐蔽，例如，在面中上部骨折中会根据不同的骨折部位选择前庭沟切口、腭部切口、眉弓外缘切口、上睑皱襞切口、外眦切口、耳屏前切口、睑缘下切口、鼻旁切口、经泪阜切口等不同手术进路，但必须充分暴露骨折端，为骨折处理和接骨材料固定提供足够的操作空间。头面部血管、神经丰富，为颌面部手术提供了良好的术后恢复基础，但同时也加大了术中出血、神经损伤风险，术者应熟练掌握解剖基础，避免颅颌面部大血管、神经的损伤。

骨折断端复位：骨折复位内固定的目标是重建骨折前的骨骼解剖结构。非直接的骨折复位也可以，例如，应用牙弓夹板纠正患者咬合。术中可应用骨折复位钳、骨钩或骨锚定工具，利于骨折的复位。采用内固定将所有的骨折断端固定。对于可能对咬合产生影响的骨折，如下颌骨骨折或上颌 Le Fort 型骨折，建议术中进行暂时性颌间结扎固定。

适当的内固定：需要根据损伤的严重程度和患者自身的特征来选择合适的固定系统。此外，还应该选择适当的放置部位，且符合骨折区的生物力学。

细致的创面关闭：包括创面分层缝合，肌肉和骨膜再悬吊。需要进行细致的软组织再悬吊，以增加软组织接触，减少伤口的暴露。应该根据患者个体特征考虑创面引流。

（龚龙岗　谭聪明　陈萌）

6. 头面部外科的麻醉特点

6.1 手术特点与麻醉要求

（1）手术部位

头面部手术部位通常位于气道入口处，术中异物、分泌物和血液有误入气道的危险，加上患者头部位置多变动和麻醉医师的远距离操作，给气道管理带来不利；术后还可受口咽部组织肿胀或解剖改变、失去颌骨支撑、颌间结扎固定等因素影响，易在拔管后发生气道梗阻。为确保安全，常需采用气管内插管全身麻醉（简称"全麻"），并根据手术需要选定插管进路。颅底、眼眶、鼻部、上颌骨、上颌窦手术宜经口插管，下颌骨、腮腺区、口腔内手术宜经鼻插管。

（2）手术时间

多处复合伤、严重畸形修复手术，常需同时在多部位进行，手术的范围、部位、复杂性和精细度是造成手术时间延长的原因。围手术期应注重长时间、大范围手术给患者带来的生理变化。

（3）手术失血

头面部血管丰富，止血困难，多部位或大创面手术、复杂的颅颌面手术等都会造成大量失血。对多部位、历时长、创面大的手术，应注意加强对循环的监测和管理，及时补充血容量；在预计有严重失血可能的手术中，常需采用控制性降压技术；对失血量大或需开颅的手术，还需实施低温麻醉。

（4）不良神经反射

颅、面、颈部神经丰富，手术操作易诱发不良神经反射，常见的有眼心反射和颈动脉窦反射。应警惕不良神经反射，在尽力完善麻醉的同时，需关注手术医师的操作步骤，加强心电监测，及时发现、及时防治。

（5）显微外科手术

显微外科手术在口腔颌面手术中应用广泛，游离皮瓣、肌肉、骨肌皮瓣、神经移植和复杂的颅颌面肿瘤手术等均需采用显微技术。显微手术操作精细复杂，要求麻醉平稳、镇痛完善、保持术野绝对安静；对施行微血管吻合的手术，还应注意维持血流动力学稳定，避免吻合血管痉挛与血栓形成，并加强麻醉恢复期内对移植组织的监护。

6.2 全麻的实施

（1）对全麻的认识

全麻是应用一种或数种药物使患者中枢神经系统受到抑制而达到失去知觉、肌松、镇痛和遗忘的状态。实施全麻后，患者意识丧失，自主控制系统功能降低，对外界刺激没有反应，随麻醉加深，反射减弱或消失，但这些变化是可逆的，随麻醉减浅，患者意识和自主功能都会逐渐恢复。由于现代医学的发展，麻醉药物和技术日益更新，监测手段不断提高，人们对全麻实质的认识已发生转变，对手术中无知晓和手术过程遗忘有了更高的要求，现在，越来越多的患者将更愿意在安全、舒适的全麻下接受手术。

口腔颌面外科手术涉及口腔、头、面、颈等部位，手术野多在气道入口处，气管内插管全麻应是最为理想的麻醉选择。全麻优点在于能完全消除手术的疼痛与不适，解除患者的焦虑感，较好地控制机体反应，并适合于术中使用低温、控制性降压和机械通气等技术。全麻的缺点主要在于全麻药物、操作对机体生理功能的负面影响。另外，用药不合理、手术操作刺激、监测与管理的不足也增加了其风险。全麻的利弊是相对而言的，其不良影响通过完善麻醉前准备、合理选择麻醉方法与用药、加强呼吸循环监测与管理等可减小到最低程度。

（2）气管插管的问题

严格地讲，所有的全麻手术和需给予呼吸支持的复苏治疗均是气管插管的适应证，气管内插管的目的：①维持气道通畅；②保障有效的气体交换；③减少呼吸做功；④防止误吸；⑤便于进行机械通气；⑥实施吸入麻醉。

非手术方法插管操作简便、成功率高、风险性小，常被作为气管插管的首选方法。某些情形下，如喉部脓肿、创伤、水肿、口咽部严重畸形和有应急需要，以及需做预防性气管切开的手术，可考虑术前施行气管切开术或环甲膜切开术。

造成困难插管的颅颌面部疾患很多，包括唇、舌、咽腔及面颊部巨大肿瘤，颞下颌关节强直，上、下颌骨或鼻骨骨折，外伤或术后口腔颌面部缺损畸形，放疗后口内或颌面部组织广泛粘连，口周瘢痕挛缩致小口畸形等。此外，如肥胖、颈短、小下颌、高喉头、巨舌等也会给插管带来困难。麻醉医师应在术前综合分析上述因素，较为准确地评估患者是否困难插管，做好充分准备，以降低困难插管所造成的死亡率。

根据美国麻醉医师学会的困难气道处理原则，若直接喉镜暴露困难且声门上通气可能出现困难或者患者对缺氧耐受力差，则不应选择全麻诱导，需进行清醒插管。对拟行清醒插管的患者，应首选非手术方法插管，包括尝试多种技术，如使用不同的喉镜镜片、借助探条或光索插管、盲探插管、光导纤维引导插管、逆行导引插管等，多种尝试失败后考虑非手术通气下麻醉或手术方法插管后麻醉。若全麻下发生困难插管，应立即给予恢复自主呼吸，使患者苏醒，通气充分时可采取与清醒插管相同的处理步骤，通气不充分时，仅能考虑尝试1次插管，一旦失败，则应根据情况选择下一步措施：①非手术紧急通气包括喉罩或喉导管通气、气管内喷射通气和食管–气管联合导气管通气等，若失败则应做紧急气管切开术；②手术紧急通气有环甲膜切开、气管切开或喉切开术。

（3）常用全麻方法

全麻有多种分类方法，根据使用药物途径的不同，可分为吸入和静脉麻醉；根据复合方法或药物的不同，可分为静吸复合全麻、全凭静脉麻醉、氯胺酮静脉复合麻醉、神经安定镇痛麻醉等；根据是否施行气管内插管，又可分为气管内插管全麻或未插管全麻。

6.3 全麻期间监测与管理

（1）呼吸和循环系统监测与管理

颅颌面部手术全麻期间，患者头部周围被术者占据，头位常因手术需要而变动，因此术中气道管理极为重要。麻醉医师应严密观察，及时发现导管的扭曲、折叠、滑脱及接口脱落等异常情况。完成插管后，可采用机械通气，以保证麻醉状态下患者能充分进行气体交换。施行机械通气时，应视患者的具体情况调整好呼吸机参数，同时监测吸入氧浓度、脉搏、氧饱和度和呼气末二氧化碳分压等。长时间、重大手术患者还应定时做血气分析，以避免缺氧、二氧化碳蓄积和酸碱平衡失调。术中加强对循环系统的监测是至关重要的。常规监测项目包括心电图、脉率、血压、尿量等；较大手术和术前已有循环功能损害的患者，还需进行血流动力学的创伤性监测，如中心静脉压、周围动脉压和肺动脉压的测定。利用监测仪所提供的各项生理学参数，可及时了解血流动力学变化、肺循环和心功能状况，维持术中循环功能的稳定。

麻醉恢复室是密切观察全麻患者苏醒恢复的重要场所。患者进入恢复室后，恢复室医师也需建立起必要的循环和呼吸功能的监测，并观察其意识、肌力、咽喉及咳嗽反射的恢复情况。颅颌面外科手术后，患者头部多被敷料包扎固定，拔管后一旦出现呼吸道梗阻，处理较为困难，应强调以预防为主，待患者完全清醒后方可拔管。另外，口腔颌面部术后组织肿胀可持续多日，且残留的血液、分泌物也常会堵塞气道，故在拔管后仍应密切注意患者的气道情况。对于一些创面大、手术时间长、术中失血多的患者，恢复期内应积极预防和治疗可能出现的低血压、高热、低温、苏醒期延迟、水电解质酸碱失衡等并发症。

（2）特殊技术的应用与管理

对于手术范围大、时间长的口腔颌面外科手术，为减少手术失血和保持手术野的清晰，术中常需采用控制性降压术。但在临床上，选择使用这项技术时仍不能忽略其对正常生理功能的不良影响。在老年口腔颌面肿瘤患者中，更应注重考虑其全身状况和重要脏器的功能状况等因素，对于超高龄、全身状况不佳或伴有脑、心、肺、肝、肾等重要脏器功能严重损害的患者，应禁忌使用。

6.4 特殊口腔颌面手术的全麻

（1）口腔颌面外伤后手术

所有的颌面损伤，除非 X 线检查确认无颈椎损伤存在，均应被认为同时伴有颈椎损伤，在施行全麻过程中需采取制动措施，避免做颈椎的屈伸或旋转运动而使病情恶化。这类患者气管插管多在清醒状态或全麻保留自主呼吸下进行，并根据损伤部位和严重程度，选择插管进路。在上颌骨骨折中，Le Fort Ⅰ型骨折为低位骨折，可经口插管，单侧骨折时还可选对侧经鼻插管；Le Fort Ⅱ型和 Le Fort Ⅲ型骨折均为受相当大的外力作用后引起，常伴有颅底骨折，经鼻插管被列为禁忌。下颌骨骨折时，可经鼻插管，对张口不受限的患者也可经口插管。有些颌面骨骨折可造成张口受限或完全不能张口，如下颌骨角部骨折、髁突骨折，以及颧骨、颧弓骨折碎片压迫颞肌或阻碍冠突运动等，常应选择经鼻插管。上颌骨骨折常合并口、鼻黏膜损伤和出血，骨折段向下后方移位，可将软腭压至舌根部，使口咽腔缩小，引起呼吸困难，插管时应予以注意。下颌骨骨折（如颏部双发骨折或粉碎性骨折、双侧颏孔区骨折）后发生移位，可使舌根后退，有引起呼吸困难甚至窒息的可能，尤应引起关注；下颌骨体部骨折时可发生舌根向左或向右的显著移位，使咽喉部正常解剖关系发生改变，影响到对插管操作的判断，应注意鉴别。

（2）阻塞性睡眠呼吸暂停综合征的手术

气道的高风险决定了这类患者施行全麻时均应予以气管插管。由于全麻下插管失败率高且有继发面罩通气困难的危险，故建议所有患者均应清醒插管。对已伴有心肺功能损害的患者，清醒插管前须谨慎给予镇静镇痛药物，插管中应尽可能完善咽喉及气管内表面麻醉以避免引起气道和循环的兴奋反应。这类患者在全麻下保留自主呼吸有导致严重低氧血症和二氧化碳蓄积的危险。为避免发生低氧血症，术中应给予人工通气。对肥胖患者，采用袖带血压计监测既困难又不够精确，因而建议使用有创动脉测压法。对于伴有心肺疾病的患者，必要时还可考虑进行食管超声心动图监测和肺动脉置管监测。对婴幼儿患者，术中应注意精确测定失血量和尿量，对正确判断其循环功能状况和指导输液输血有很大帮助。伴有慢性低氧血症或贫血患者，应连续监测其血红蛋白和血细胞比容的变化，并结合其心肺对缺血缺氧的耐受能力，需要时及时输血。通常，慢性缺氧患者血红蛋白和血细胞比容的数值可升高，而贫血患者两项数值均有减小，因而不能以正常人的标准来估计输血时机，应注意观察在基础值水平上的动态变化。

术中肌松药的选用须因人而异。肌松药的合理使用对预防术后呼吸功能不全有重要作用。术后，气管导管的拔除应慎重，待到患者完全清醒能控制气道、残余的肌松作用被完全拮抗、呼吸功能恢复良好后方可拔管。对于伴有低氧血症、心肺功能不全或仍有严重气道阻塞症状的患者，不宜使用手术后镇痛。

6.5 手术后镇痛治疗

术后疼痛是机体对手术损伤的一种生理反应，疼痛可使患者躁动不安，易引发恶心、呕吐，会损坏已修复的面颌部组织，而疼痛所伴随的一系列不良心理变化也将对手术后康复产生不利影响。完善的镇痛治疗不仅能减轻手术后的痛苦，而且可阻断疼痛所产生的应激反应和不良情绪变化，有助于促进手术后早日康复。随着医学技术的发展，生活水平的提高，手术后镇痛日趋受到人们的关注。

手术后镇痛方法多种多样，可通过不同途径给予镇痛药物。患者自控镇痛泵是将电脑技术应用于现代医学领域的新型镇痛技术。当患者感觉疼痛时，可通过按压由微型计算机控制的镇痛泵的按钮，自行注入一定剂量的镇痛药物，达到镇痛目的。这种技术能有效避免肌内注射镇痛药物存在的血药浓度不足或重复给药造成过量的潜在危险，按需给药的方法更符合患者对镇痛药物的个体需求，较易达到令人满意的效果。在使用过程中，根据镇痛效果及时调整阿片类药物用量，还能有效减少并发症的发生。

（龚龙岗　谭聪明　陈萌）

头面部诊断

7. 鼻部创伤的常规诊断

7.1 鼻部创伤可能导致的常见疾病

（1）鼻黏膜损伤及鼻出血

外伤性的鼻出血多由局部机械性损伤造成，如挖鼻、擤鼻、鼻饲、鼻腔异物等，注意与颅底骨折引起的脑脊液鼻漏相鉴别。手术创伤，如上颌窦穿刺冲洗术、鼻腔活检、鼻甲手术等也可引起鼻出血。通过病史询问、体格检查和鼻内镜检查可以确定出血原因。

（2）鼻部骨折

鼻骨位于面中部，是面中部最薄弱的结构，由于上部窄厚，下部宽薄，下方为鼻中隔和鼻腔，支撑薄弱，易遭受外伤发生鼻骨骨折。表现为鼻部疼痛、肿胀，鼻背部压痛阳性，可有鼻出血、鼻塞，消肿后见外鼻畸形（图8），甚至呈鞍鼻（图9）。鼻骨骨折常通过X线检查或CT扫描可以明确诊断，主要通过手术治疗，一般预后较好。

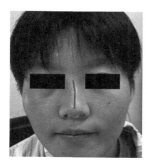 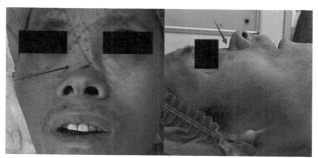

图8 鼻骨骨折后外鼻畸形（彩图见彩插1）　图9 鼻骨骨折致鞍鼻畸形（彩图见彩插2）

1）鼻骨骨干骨折。鼻骨的中央部分骨折，常见于鼻骨部位在直接受到撞击或挤压的情况下发生。

2）膜骨骨折。鼻骨的薄膜骨部位骨折，这种骨折比较常见，常在鼻梁较高或位置非正常的情况下发生。

3）鼻中隔骨折。双侧鼻腔间分隔部骨折，可致鼻中隔黏膜出血，鼻中隔骨或软骨重叠、偏曲，造成鼻通气障碍。

（3）鼻炎和鼻窦炎

鼻部受到外伤后可能导致鼻黏膜充血肿胀，并且局部黏膜反应性增高，造成鼻塞、流涕等症状，甚至造成鼻窦窦口堵塞、鼻窦积液（血）。这种损伤一般是暂时性的，抗炎对症治疗即可逐渐恢复，可通过体格检查、病史询问和影像学检查（如 CT 扫描）评估鼻腔和鼻窦的情况。

7.2 鼻部创伤相关疾病的常规诊断步骤和方法

（1）病史询问和体格检查

仔细询问患者症状、受伤经过及可能的原因。同时，对患者鼻部和面部进行详细的体格检查，包括视诊、触诊、听诊等。

（2）影像学检查

常见的影像学检查包括 X 线、CT 和 MRI 检查（图 10）。这些检查可以提供骨骼结构、鼻腔和鼻窦的详细图像，帮助了解是否存在骨折、鼻腔堵塞、软组织损伤等情况。

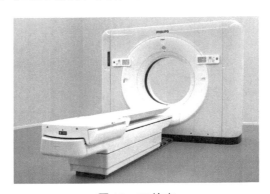

图 10　CT 检查

（3）检查鼻部功能

进行一系列功能性检查，如纤维鼻内镜检查（图 11）、鼻腔通气测试、嗅觉测试等，以评估鼻腔功能是否受损。

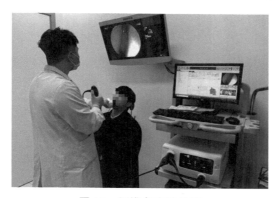

图 11　纤维鼻内镜检查

（4）实验室检查

根据病情需要，进行相关的实验室检查，如白细胞、C 反应蛋白、白介素 -6、降钙素原、红细胞沉降率等炎症指标和感染标志物，以帮助判断是否存在感染或炎症反应。

（龚龙岗　吴雨桐　谭聪明　刘文军）

8. 鼻窦与头面部创伤的常规诊断

8.1　常见的鼻窦与头面部创伤相关疾病或损伤

（1）软组织损伤

软组织损伤指颌面部软组织（包括皮肤、肌肉、黏膜、黏膜下组织等）受到外力撕裂、挫伤、切割等损害的情况。根据损伤的类型和严重程度不同，颌面部软组织损伤可以分为以下几种类型。

1）切割性损伤。切割性损伤指颌面部软组织被尖锐物切割，如刀伤、割伤等。切割性损伤一般造成明显的创面，严重的损伤可能导致出血、深部损伤及器官功能受损（图12）。

2）撕裂性损伤。撕裂性损伤指颌面部软组织被拉伸或撕裂，如撕裂伤、牵拉伤等。撕裂性损伤可能导致皮肤或黏膜撕裂、肌肉或肌腱拉伤，轻度损伤可能只表现为皮肤或黏膜擦伤、擦破，而严重损伤可能导致软组织断裂、组织缺失等（图13）。

3）挫伤性损伤。挫伤性损伤指颌面部软组织受到物体挤压、撞击等外力作用，如挫伤、挤压伤等。挫伤性损伤一般并不造成明显的创面，但可能导致软组织挫伤、淤血、水肿等症状（图14）。

4）烧烫伤。烧烫伤指颌面部软组织受到高温或化学物质的烧烫损伤，如火灾、热液体溢溅等。烧烫伤可导致皮肤和黏膜烧伤、溃疡等，严重损伤可能引起组织坏死和功能障碍。

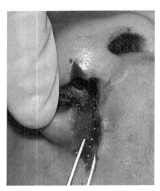 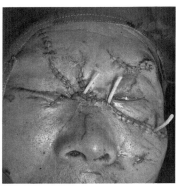 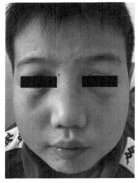

图12 鼻部切割性损伤 　图13 面部撕裂伤缝合后 　图14 面部软组织淤青
（彩图见彩插3）　　　（彩图见彩插4）　　　（彩图见彩插5）

（2）颌面部骨折

颌骨、眶骨、颧骨等面部骨骼的骨折是颌面部创伤的常见类型。骨折可以是开放性或闭合性，可能伴有骨块错位或移位。鼻窦骨折的类型可以根据骨折具体位置和程度进行分类，总体可以分为面中部横断型骨折及颧－眶复合体骨折。

1）面中部横断型骨折。多表现为面中部畸形，常使面中部凹陷、变长（图15），多伴有张口受限，有时上颌骨的整体性旋转可导致咬合关系紊乱，也可造成眼部的损伤。面中部横断型骨折常以 Le Fort 分型（图16）为标准。

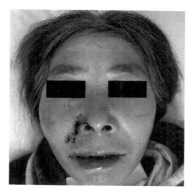

图15　面中部骨折后面部变长（彩图见彩插6）

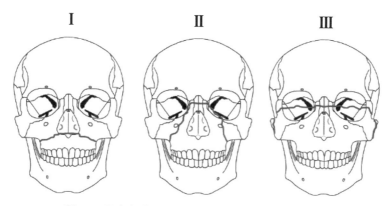

图16　面中部骨折 Le Fort 分型（彩图见彩插7）

Le Fort Ⅰ型骨折：又称上颌骨低位骨折或水平骨折。骨折线从梨状孔水平、牙槽突上方向双侧水平延伸至上颌翼突缝。

Le Fort Ⅱ型骨折：又称上颌骨中位骨折或锥形骨折。骨折线自额鼻缝向双侧横过鼻梁、内侧壁、眶底、颧上颌缝，再沿上颌骨侧壁至翼突。有时可波及筛窦达颅前凹，出现脑脊液鼻漏。

Le Fort Ⅲ型骨折：又称上颌骨高位骨折或额弓上骨折。骨折线自额鼻缝向双侧横过鼻梁、眶部，经额颧缝向后达翼突，形成颅面分离。此型骨折多伴有颅底骨折或颅脑损伤，出现耳、鼻出血或脑脊液漏。

2）颧－眶复合体骨折。颧骨体有4个骨突，分别为颞突、颌突、眶突、额蝶突，其中颧骨颞突向后接颞骨颧突，构成颧弓。这些骨性结构的连接处是颌面部骨性结构的又一薄弱环节，骨折移位后将造成面部外形与眼眶立体结构的改变，产生面部（尤其是颧部）的畸形，并且可能造成眼球运动与视觉功能障碍，以及张口受限等症状（图17、图18）。

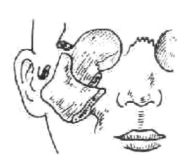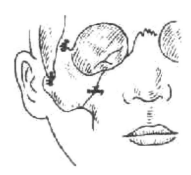

图 17　颧－眶复合体骨折

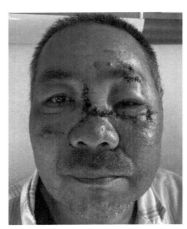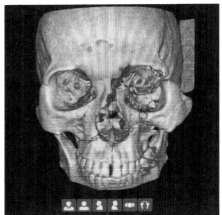

图 18　眼眶骨折后眼球移位（彩图见彩插8）

3）鼻窦骨折的解剖学分型。

额窦骨折：造成额部凹陷，可同时损伤眶上动脉、滑车动脉。

上颌窦骨折：上颌窦各壁的骨折，其中上颌窦顶壁即为眼眶底壁，骨折后眶内容物易疝出，造成复视、眼球内陷等症状。上颌窦近梨状孔边缘的骨折常伴随鼻骨骨折。

筛窦骨折：可伴有眶纸板骨折，并可能同时伴有颅底骨折，需警惕脑脊液鼻漏及嗅神经的损伤。

蝶窦骨折：蝶骨上蝶窦（位于蝶骨内）的骨折，常见于严重的面部外伤。

（3）颌骨脱位

颌骨脱位指上下颌之间错位或脱位。可能发生在下颌骨关节（颞下颌关节）或唇齿关系的位置上。

（4）面神经及腮腺损伤

面神经损伤可能导致面部肌肉功能障碍，如面部表情肌无力或面瘫。腮腺损伤及腮腺导管损伤可导致涎漏、伤口不愈合等症状及体征。

（5）牙齿损伤

颌面部创伤可以导致牙齿断裂、移位、脱位或根部骨折。

8.2 鼻窦与头面部创伤的常规诊断

临床症状和体征评估：一般需要进行详细的病史询问和体格检查。详细询问患者的症状和受伤过程，包括疼痛、出血，有无昏迷史，有无恶心、呕吐等伴随症状。同时进行头部、面部的体格检查，观察患者神志、精神状态，受伤部位的肿胀、压痛等征象，检查眼球运动、视力、咬合关系及面神经的功能等重要体征。根据损伤的性质和严重程度，制定相应的治疗方案，包括创面处理、止血、缝合、修复重建等。

影像学检查：常用的影像学检查包括 X 线检查、CT 扫描和 MRI 检查。X 线检查可用于初步评估骨折情况，CT 扫描可更详细地观察骨骼结构和软组织损伤，MRI 检查则对软组织损伤更为敏感。

实验室检查：包括血常规、血气、生化指标检查及分泌物培养等，帮助医师评估患者的局部及全身状况，判断有无感染、炎症或其他并发症。

内镜检查：如果疑似有鼻窦损伤或其他内部损伤，医师可能会选择进行内镜检查，以更直观地观察受伤部位。

（龚龙岗 吴雨桐 谭聪明 刘文军）

9. 鼻及鼻窦创伤的影像学诊断

鼻及鼻窦创伤的影像学诊断主要通过以下几种方式进行。

X 线检查：鼻骨骨折或鼻骨移位可通过鼻部正、侧位 X 线检查来确认（图 19）。X 线检查还可以用于评估鼻窦炎或鼻窦积液的情况。

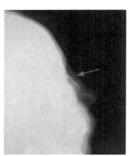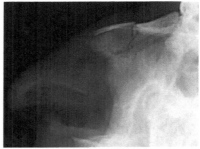

图 19　鼻骨侧位示鼻骨连续性中断

CT 扫描：是常用的影像学检查方法，能够提供鼻骨、鼻窦和周围组织的详细信息。通过 CT 扫描可以明确鼻骨骨折、鼻骨移位、鼻窦骨折及鼻窦积液等情况（图 20、图 21）。三维重建技术：通过将多幅二维 CT 图像进行处理和重建，可以生成颌面部骨骼的三维模型，以便更好地观察和分析骨折的位置和形态。这种技术可以帮助更好地制定手术方案，并进行手术模拟。

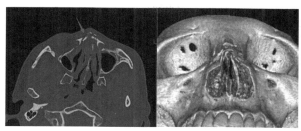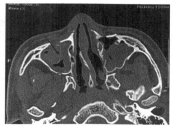

图 20　CT 平扫及三维成像提示鼻骨粉碎性骨折（彩图见彩插 9）　　图 21　上颌窦壁骨折后窦腔积液（血）

　　MRI 检查：可以提供更精细的软组织图像，对评估鼻骨损伤或鼻窦炎症有一定的帮助，对鼻窦肿瘤的诊断也具有一定的价值。

　　这些影像学检查方法可根据患者的症状和体征进行选择，以辅助医师进行疾病的诊断和治疗。

（龚龙岗　吴雨桐　谭聪明　刘文军）

10. 头面部创伤的影像学诊断

10.1　颅骨骨折

　　通过头部 CT 扫描可以检测到颅骨骨折，包括颅骨裂隙、骨折片的移位和骨折的范围。

10.2　颌面部骨折

　　颌面部骨折包括颧骨、眶骨、上颌骨、下颌骨骨折等（图 22 ～图 27），可以通过颌面部 CT 扫描来诊断。

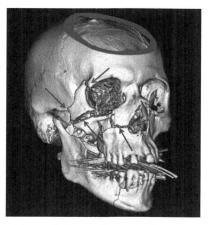

图 22　颧骨、眶骨、上颌骨、下颌骨多发性骨折（彩图见彩插 10）

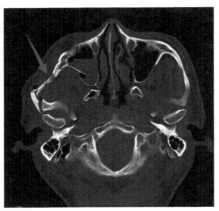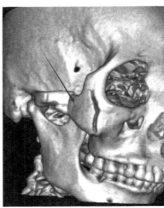

图 23 颧弓骨折（彩图见彩插 11）

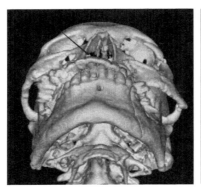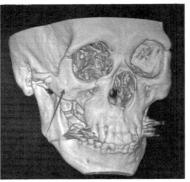

图 24 上颌骨旋转移位致咬合关系   图 25 颧 – 眶复合体骨折
紊乱（彩图见彩插 12）   （彩图见彩插 13）

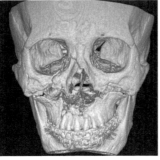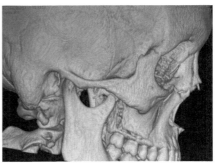

图 26 面中部离断骨折   图 27 牙槽骨骨折
（彩图见彩插 14）   （彩图见彩插 15）

10.3　颅内出血

头部外伤可能导致颅内出血，如硬脑膜下血肿、硬脑膜外血肿、蛛网膜下腔出血等，可以通过头部 CT 或 MRI 扫描来检测。

10.4　脑震荡

脑震荡是头部外伤最常见的一种类型，通常通过临床症状和体征来诊断，影像学检查一般显示无特殊改变。

10.5　眼眶损伤

眼眶骨折、眼眶积气等损伤可以通过眼部 CT 扫描来诊断。

10.6　面部软组织损伤

面部软组织损伤包括皮肤挫伤、软组织肿胀、软组织撕裂伤等，影像学检查可见软组织增厚、积气等征象。

头面部损伤的影像学诊断主要依靠头部 CT 扫描、MRI 及眼部 CT 扫描等技术，这些检查可以提供详细的头面部结构影像，帮助医师做出准确的诊断和制定治疗方案。

（龚龙岗　吴雨桐　谭聪明　刘文军）

头面部骨折及损伤

11. 鼻部损伤

11.1 外鼻软组织损伤

（1）单纯外鼻软组织损伤

单纯外鼻软组织损伤可分为闭合性和开放性。闭合性损伤主要由钝力的意外碰伤、砸伤、拳打脚踢、棍棒击打等引起的皮下软组织挫伤。临床上多见局部擦伤、挫伤、皮下淤血及血肿。多伴有鼻出血、鼻骨骨折、上颌骨额突骨折及鼻中隔骨折或血肿等，外鼻血肿如未及时清理，容易局部机化，造成局部包块凸起；鼻中隔血肿如未及时切开引流，可引起鼻中隔软骨坏死，造成鞍鼻。开放性损伤多见于工伤、车祸、利器或暴力击打捻挫、咬伤等，根据伤情可以分为裂伤、贯通伤、非贯通伤。

鼻部软组织具有血供丰富、抗感染能力强的特点，有利于伤口愈合。鼻部静脉通过内眦静脉、眼上静脉、眼下静脉与颅内海绵窦相通，静脉内无瓣膜，鼻部伤口若感染，可引起海绵窦血栓静脉炎。

（2）单纯外鼻软组织损伤的处理

1）闭合性伤口。受伤后早起进行冷敷，以防血肿或局部肿胀进一步发展。24 小时内冷敷，24 小时后热敷，以促进肿胀及淤血消退。局部亦可涂抹无色的消肿药物，应避免 24 小时内使用活血药物。

2）开放性伤口。24 小时内行清创缝合术，若有煤屑、尘土、玻璃及深部异物时，清创一定要彻底，以防止局部染色引起局部颜色改变或异物残留，异物残留容易引起局部感染。破损的软组织、软骨应尽量予以保留，按解剖位置对齐后缝合，避免术后引起瘢痕或畸形。对鼻翼损伤者应在对位缝合后，在前鼻孔置入长短粗细适宜的硅橡胶管，防止前鼻孔形成软骨塌陷畸形及瘢痕性狭窄。对于陈旧性外伤伴有畸形者可考虑外鼻整形术。治疗外伤时不要忽视使用抗生素及破伤风药物。

11.2 鼻翼和前鼻孔外伤

鼻翼和前鼻孔创伤如果较小，一期清创缝合后，多不遗留鼻翼和前鼻孔外形改变。若伤口感染或创伤大，或有软骨损伤，大多会存在鼻翼及前鼻孔外形改变，甚至影响鼻腔通气。

鼻翼由皮肤、皮下纤维脂肪层和大翼软骨构成。如鸟的双翼一样，居于主体的双侧，所以叫作鼻翼。大翼软骨左右各一，底面呈马蹄形，各有内外双侧脚，外侧脚构成鼻翼的支架，内侧脚夹鼻中隔软骨的前下方构成鼻小柱的主要支架。双侧内外脚和鼻前庭皮肤构成鼻前孔。

鼻翼损伤的程度有边缘缺损、部分缺损及全部缺损（贯穿性损伤）等。因鼻翼损伤的程度和性质不同，其修复方法也有很大差别。较广泛用于鼻翼修复的皮瓣供区为鼻唇沟区或鼻唇沟 – 颊部，其皮下组织蒂鼻唇沟岛状皮瓣可以一次性修复缺损。

（1）鼻唇沟皮瓣修复法

鼻唇沟皮瓣是以鼻唇沟区组织设计的任意皮瓣或带血管蒂轴型皮瓣，鼻唇沟区有多条知名血管支配，并构成筛网状立体结构，为鼻唇沟区组织提供了足够的灌注压，以此可形成多种形式的鼻唇沟皮瓣，使得鼻唇沟区成为面部整形修复的主要组织来源之一。鼻唇沟区有以面动脉上、下端为蒂的轴型皮瓣，以上唇动脉为蒂的岛状皮瓣和以眶下动脉为蒂的轴型皮瓣等，而鼻唇沟任意皮瓣主要借助鼻唇沟区丰富的真皮下血管网成活，鼻唇沟区任何一处均可形成任意皮瓣而无须解剖血管蒂。由于鼻唇沟任意皮瓣在临床上有多种转移方式及可形成多种形状的皮瓣，而且操作相对简单、方便，无须解剖血管蒂，并可形成较大的长宽比例，故鼻唇沟任意皮瓣在鼻缺损的分区修复上有独特的优势。根据缺损创面的大小、形状、部位及周围皮肤情况，选择适当的皮瓣，在鼻唇沟区适当位置设计皮瓣的大小，用亚甲蓝标记，一般设计的皮瓣略大于创面面积；鼻唇沟区切取皮瓣后形成继发性创面均可直接拉拢缝合；切取皮瓣 1.0 cm×1.0 cm 至 2.5 cm×3.5 cm，采用皮下蒂岛状鼻唇沟皮瓣、改良菱形皮瓣、"风筝"皮瓣、旋转皮瓣、蒂在上方的鼻唇沟皮瓣、蒂在下方的鼻唇沟皮瓣等，所有切取的皮瓣需要与创面大小匹配良好。

（2）鼻小柱缺损修复

可用耳轮复合组织修复。方法：取耳轮尾部—耳轮复合组织，约1.52 cm，剖开创面，先固定一针于鼻尖，再缝合中隔黏膜纵行剖开双侧边缘，最后缝入中部小柱基点，双侧前鼻孔处置入硅橡胶管固定支撑。

（3）鼻尖部缺损的修复

鼻尖缺损可取耳垂复合组织瓣、全层皮瓣移植、耳后皮瓣或岛状皮瓣、上臂皮管及扩张后的额部皮瓣等。

（4）全鼻缺损的修复

额部皮瓣致密坚韧，血供丰富，色泽好，用于鼻再造外形稳定，造型挺拔，后期缩小少，常为首选供区。此外，也可用前臂皮瓣，或扩展额部皮瓣行全鼻再造。

11.3 鼻侧壁挫裂伤及贯通伤

（1）致伤原因

以交通事故、钝器伤、坠落伤、火器伤多见。

（2）临床表现和诊断

根据损失原因不同分为开放性鼻腔侧壁挫裂伤、闭合性鼻腔侧壁挫裂伤和贯通伤。贯通伤为开放性伤口，常损伤邻近结构，如鼻窦、口腔及眼眶。

鼻出血：损伤鼻腔侧壁黏膜及血管会有不同程度的出血。

鼻塞：因外伤后鼻腔黏膜肿胀，或鼻甲及鼻黏膜撕裂，阻塞中下鼻道可见不同程度的鼻塞。

嗅觉减退：嗅区损伤，可致嗅觉下降或丧失，可加强鼻腔护理，促进黏膜恢复。

眼部症状：累及眼部可出现视力模糊、球结膜淤血、视野缺损等。

鼻窦骨折：以上颌窦前壁及外侧壁骨折多见；可出现面部畸形。

鼻腔异物：开放性伤口，可出现鼻腔及鼻窦内。

诊断时可行 CT 检查以明确有无异物残留、骨折及窦腔积血。

（3）治疗方法

清创缝合：对开放性伤口清创缝合时，须探查有无鼻窦骨折及异物残留。鼻腔多有出血，明确出血部位，立即止血，如果异物存在，应予以取出。

经 X 线及 CT 检查明确有鼻窦骨折及窦腔积液时，要考虑骨折复位及窦腔冲洗。

（4）并发症及后遗症

1）鼻腔粘连。鼻黏膜损伤后处理不当或未及时处理可发生鼻腔粘连，导致鼻通气功能障碍。

2）上颌窦积血积液。鼻腔外侧壁损伤多引起鼻窦病变。一方面是外伤直接伤及鼻窦；另一方面是鼻腔外侧壁损伤后，导致窦口引流不通畅而发生鼻窦积血、积液，出现鼻窦炎，或血肿机化，致鼻窦畸形。

3）眼部症状。伤及筛板，轻者出现眼周淤血、眼部胀痛、结膜水肿，重者出现视力障碍。

4）脑脊液鼻漏。伤及筛骨水平垂直板，可引起脑脊液鼻漏。

11.4 鼻中隔损伤

（1）鼻中隔脱位

1）致伤原因。鼻部直接外伤常伴有鼻骨骨折、鼻中隔骨折及中隔软骨脱位，引起中隔变形。幼儿受伤后，常伴有鼻骨中板、犁骨、鼻嵴及中隔软骨的连接处发生脱位现象。

2）临床表现。鼻中隔脱位多为前脱位，突入一侧鼻前庭，轻者多无症状，重者影响鼻腔通气。

3）治疗方法。手术治疗：在鼻小柱沿着鼻中隔软骨前突的前缘做切口，按鼻中隔黏膜下切除方法分离双侧黏骨膜，继而分离鼻中隔软骨，使之游离。从犁骨上抬起中隔软骨，以小剪刀分离鼻小柱后缘，使之形成腔隙，将鼻中隔软骨前下缘纳入，贯穿缝合切口处黏膜、皮肤，固定软骨。术中应检查鼻软骨有无突出、大翼软骨有无畸形，若有，均需一并矫正。填塞双侧鼻腔，2 天后去除填塞物。

（2）鼻中隔穿孔

1）致伤原因。①鼻外伤。②鼻中隔手术后，常因剥离不慎，引起双侧相对位置黏膜撕裂、缺损，如不及时修复，后遗穿孔。③激光、微波、射频等灼烧治疗鼻中隔前部出血，可致鼻中隔穿孔。

2）临床表现及诊断。自觉有头痛、鼻塞，穿孔边缘常有血痂附着，揭起时，可引起鼻出血。穿孔小而位于前端者，呼气时可有吹哨声。穿孔若过大，则常有鼻黏膜干燥、萎缩现象。鼻中隔穿孔系鼻中隔结构破坏而导致双侧鼻腔交通。鼻中隔穿孔发病率约 1%，约有 40% 的鼻中隔穿孔患者是在常规耳鼻咽喉检查时被发现，其余则因鼻出血、结痂、鼻塞、哨鸣音、鼻痛或鼻部不适等就诊时被确诊。鼻中隔穿孔改变吸气时空气动力学，导致呼吸气流紊乱，造成呼吸道上皮干燥及损伤，进一步损害鼻功能。

鼻腔镜检查多可发现，有痂皮时需清理后方可看见。

3）治疗方法及原则。轻症鼻中隔穿孔常采用鼻冲洗和鼻部涂药等措施干预。鼻中隔纽扣也可应用于此类患者，但可能引起疼痛、出血、局部刺激或结痂等并发症。纽扣对穿孔边缘的持续损伤甚至会导致穿孔扩大。较大的鼻中隔穿孔可严重影响鼻部前中 1/3 的支撑功能，导致鞍鼻，从而进一步影响鼻通气功能。因此，对于存在临床症状的鼻中隔穿孔，可以选择手术治疗。

鼻内镜技术的主要优势是避免鼻外进路的损害，缩短住院时间。

除特殊案例需要鼻外进路外，目前大部分鼻中隔穿孔修补均在内镜下完成。鼻中隔穿孔修补的手术方式较多，修补材料有颞肌筋膜、耳屏软骨、骨加筋膜、上唇肌肉及黏膜、上颌骨前壁带蒂肌膜瓣、鼻腔黏膜及黏膜瓣等，其中鼻腔黏膜及黏膜瓣取材容易、操作方便，患者耐受好，应用最广。鼻中隔黏膜瓣修复如下。

减张缝合法：适用于鼻中隔前下方的小穿孔。将穿孔边缘陈旧性黏膜组织去除，在两层黏骨膜间做潜行分离，于穿孔前后方或上下方双侧黏膜上分别做相互错开的减张切口，切口的长度及至穿孔缘的距离则取决于穿孔的大小，将双侧黏骨膜相互移位错开覆盖穿孔处，并缝合固定。

鼻中隔黏膜转位修补法：在鼻中隔左侧黏膜上，自穿孔上方绕过穿孔后缘至穿孔下方，做一弧形切口。再自切口起点绕过穿孔前缘做另一弧形切口，两者汇合成一梭形，中间为穿孔，上下各为三角形黏膜瓣，然后将穿孔上下 2 个三角形黏膜瓣自尖端向穿孔边缘剥离，形成以穿孔缘为蒂的黏膜瓣。

鼻甲黏膜瓣修复法：①中鼻甲黏膜转位法。将穿孔缘切除少许以形成新的创面，在同侧鼻中隔中鼻甲做倒 "U" 形切口，由上向下剥离黏膜瓣至蒂部，将此瓣向下翻转覆盖于穿孔，并缝合于穿孔周围的创缘上。对侧鼻腔填塞，2 ~ 3 周黏膜瓣愈合后切断蒂部。②下鼻甲黏膜转位法。方法基本同上，不同之处在下鼻甲表面做正 "U" 形切口，黏膜瓣向上翻转覆盖高于下鼻甲水平面的鼻中隔穿孔上。③鼻底、鼻中隔黏膜修复法。于一侧鼻腔下鼻道外侧壁做一前后方向切口，自此切口向下至鼻底，再向上分离黏骨膜和黏软骨膜，分离范围尽量大，向上可达穿孔上缘。对侧同法处理。然后在穿孔上缘前后向切取一窄条黏膜瓣，将双侧黏膜瓣向上转位覆盖于穿孔上，双侧分别对位缝合。④鼻外进路修补法。多用于穿孔较大（直径 2 cm 以上）或位置靠后的穿孔。左侧鼻翼缘切口，充分暴露中隔左侧前部及鼻底，在中隔左侧前部至鼻底做弧形切口，充分剥离黏膜瓣，至穿孔上下及后缘。取颞骨膜或胫骨骨膜夹于穿孔缘，在左侧鼻孔底部黏骨膜做减张切口，黏骨膜瓣向上牵拉，于穿孔上缘缝合固定，以凡士林纱条填塞鼻腔。⑤非手术闭合法。根据穿孔大小选择不同规格的"H"形硅胶纽扣，将其嵌顿于穿孔部位，扣的两叶分别位于鼻中隔双侧，两叶中间的中心轴位于穿孔正中。

（3）鼻中隔血肿

鼻中隔软骨膜下或骨膜下积血，即形成鼻中隔血肿，是鼻中隔外伤性损伤的结果，自发性血肿少见。

1）病因。①鼻部外伤：发生头面部打击伤或跌伤时，鼻部触地，出现鼻骨、犁骨、筛骨骨折，鼻中隔软骨脱位，常伴有鼻中隔血肿，以青少年为多见。②鼻中隔手术：术中止血不彻底，或术后患者打喷嚏，引起中隔腔出血。

2）临床表现及诊断。一侧黏骨膜下血肿，呈单侧鼻塞。鼻骨或鼻中隔骨折、脱位或鼻中隔手术后的血肿，多呈双侧性鼻塞。因用口呼吸而有咽喉干痛。积血压迫神经末梢引起反射性额部及鼻梁部压迫感。若鼻黏膜破损，则有血性分泌物排出。鼻腔检查可见鼻中隔一侧或双侧呈半圆形隆起，黏膜颜色如常，亦可稍呈红色，触之有弹性感。因筛前神经外支受压，鼻尖部皮肤感觉迟钝。

3）治疗方法。血肿一般不易吸收消失，须尽早穿刺抽吸或切开引流，以免软骨坏死或继发感染形成脓肿，小血肿可穿刺抽吸，较大血肿可在黏膜表面麻醉后，沿血肿下方做与鼻底平行的切口。切口宜大，以便彻底清除软组织下的凝血块。若继发于鼻中隔黏膜下切除术后，可从原切口重新分开双侧软组织，彻底清除淤血或血块，血肿清除后均须用消毒凡士林纱条紧密填塞双侧鼻腔，以防再出血。术后常规应用抗生素，以防感染。

（龚龙岗　李巧玉　谭聪明　陈萌）

12. 鼻骨骨折的复位及特点

外鼻突出于面部中央，由骨与软骨构成支架，外覆组织和皮肤。骨性支架上有额骨鼻突，下有鼻骨和上颌骨额突。鼻骨左右成对，中线相接，上接额骨鼻突，两旁与上颌骨额突连接，下方有菲薄的筛骨垂直板为支柱。因为骨性支架脆弱，又无大肌肉加固，外伤时很容易发生骨折，其伤后变形和移位由外力方向决定。由于与头颅、眼眶、上颌骨、泪骨和颧骨非常接近，故受外伤时常构成合并伤，其中又以鼻颌部合并伤最为多见。

（1）致伤原因

多由于受撞击、跌撞、枪弹及爆炸弹片等损伤。以 Hersh（1945 年）和 Fomon（1952 年）的分类法较为全面，共分 8 类：①一侧鼻骨折，骨碎片向下移位（图 28）；②双侧鼻骨中段骨折，并与上颌骨额突分离，但鼻中隔完整（图 29）；③鼻中隔及双侧鼻骨骨折；④双侧鼻骨向下塌陷骨折；⑤鼻骨、上颌骨额突及鼻中隔粉碎性骨折（图 30）；⑥鼻中隔及双侧鼻骨骨折，与上颌骨额突脱离，鼻梁翘起；⑦鼻骨多发性横断骨折；⑧眼部和眶内发生功能障碍的粉碎性骨折（包括 Le Fort Ⅱ型和Ⅲ型骨折）。

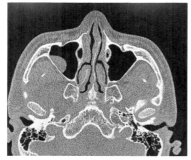 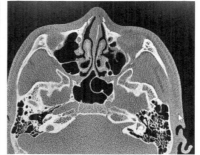

图 28　右侧鼻骨骨折　　　图 29　双侧鼻骨骨折与上颌骨额突
分离

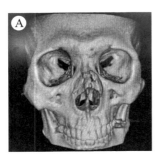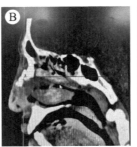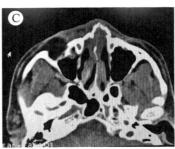

A. 三维成像；B. 矢状位；C. 水平位。

图 30　双侧鼻骨、右侧上颌骨额突及鼻中隔骨折

（2）临床表现和诊断

伤情轻重不一而症状各异，最常见症状是鼻出血和局部疼痛。

1）单纯挫伤。可有外鼻肿胀、周围皮下淤血。

2）鼻骨骨折且有移位。早期只用视诊及触诊即可做出诊断。但2～4小时后，因局部肿胀、眼睑淤血等症状只靠视诊不易查清。触诊可发现皮下气肿、压痛点、骨折移位和变形等。对轻微的骨折移位，须左右侧触诊对比方可发现。

3）鼻骨骨折合并鼻中隔骨折、脱位。用吸引器吸出鼻腔内血块，用鼻镜观察鼻中隔有无弯曲、偏离中线，脱位时近鼻前庭处突向一侧鼻腔，黏膜撕裂，软骨或骨质外露。如鼻中隔黏膜下血肿，则呈现鼻中隔一侧或双侧膨隆。如继发感染，可引起鼻中隔脓肿，出现软骨坏死，导致鞍鼻形成。

4）鼻骨骨折复合伤。严重颅面外伤除鼻骨骨折，外常合并鼻窦、颅底、眶骨、颧骨等骨折，导致昏迷、脑脊液鼻漏、失明、视力减退、复视、张口受限、颜面麻木等症状。

鼻部侧位 X 线检查对诊断有重要意义。如有明显外鼻畸形，尚需鼻额位 X 线检查，可显示鼻骨和眶缘情况，同时亦可检查上颌骨、额骨、眶骨、颧骨、颅底等处有无骨折。若患者因伤势不能俯卧，可取仰卧鼻额位 X 线检查或鼻窦 CT 扫描。

（3）治疗方法及原则

1）止血。前鼻孔出血，可用含肾上腺素的 1% 丁卡因棉片进行鼻腔填塞止血，然后进行鼻骨骨折复位，填入凡士林纱条。若仍不止，可行后鼻孔填塞。若再不止，可考虑行血管结扎，一般以结扎筛前动脉为宜。

2）骨折复位。最好在伤后 2 ～ 3 小时，局部组织尚未明显肿胀时进行。若已开始肿胀，骨折复位可暂待数日施行，但不宜超过 2 周，以免发生骨痂愈合，增加晚期复位的困难。骨折复位有闭合式复位法和开放式复位法。

闭合式复位法，适用于比较简单的鼻骨骨折。方法：用含肾上腺素的 1% 丁卡因棉片，置于鼻腔和鼻腔顶部，用 Walsham 鼻腔复位钳或直式止血钳（其前端套以薄橡皮管，先于鼻外测量骨折处与前鼻孔的距离，然后复位器从鼻腔放入，其尖部抵达鼻骨骨折处，同时用拇指与示指压住鼻梁，复位器向外上用力平抬，另一手拇指及示指协助推压，以达到理想的复位程度。鼻腔填塞凡士林纱条以防止出血及鼻骨再陷。

开放式复位法，适用于比较复杂的鼻骨骨折，如粉碎性骨折、多发性骨折、鼻骨裂开向双侧分离者。方法：开放式复位多在全麻下进行，做内眦部弧形切口，必要时将双侧内眦部切口的中间连接成"H"形切口。对暴露的骨折片，可在直视下用小钩将下陷的骨片挑起，然后用电钻穿孔，以钢丝将其固定在鼻骨和上颌骨额突，术后鼻腔填塞之前放入鼻通气管，以保证患者在鼻腔填塞后仍能用鼻呼吸。

3）创口处理。止血后检查鼻创面，清洗砂土等污物，尽量保留有活力的组织，复位后细致缝合，若有皮肤缺损，不宜在张力下缝合，必要时可用"Z"形减张缝合法，或取耳后乳突部断层皮片修补，以免日后影响面容。若鼻腔黏膜有损伤，须嘱患者勿擤出鼻腔内血块，以防气肿扩散至眶内而引起不良后果。对皮肤、黏膜有创口者，还应常规使用破伤风抗毒素和抗生素。

（4）并发症及后遗症

1）外鼻畸形。常见于鼻骨骨折复位时间掌握不及时。①鼻部肿胀未消退即复位，由于肿胀的原因，鼻骨复位时误认为鼻外形已矫正，待肿胀消退后出现"矫正过度"的情况。②错过复位时间，鼻骨骨折复位时间不能超过2周，一旦骨痂形成，不易复位成功，而形成错位愈合。③一些严重粉碎性、多发性鼻骨骨折缺损者多遗留外鼻畸形，有待以后做整形手术解决。

2）鼻通气功能障碍。鼻骨骨折同时伴有鼻中隔脱位、鼻中隔偏曲、鼻腔粘连，而出现一侧或双侧鼻腔狭窄，影响鼻通气。复位器不可越过内眦高度。

3）眼部并发症。鼻外伤合并眶损伤，可引起视神经损伤，影响视力或出现复视，泪囊损伤引起流泪。

（龚龙岗　李巧玉　谭聪明　陈萌）

13. 鼻继发畸形的精准治疗

13.1 鼻部畸形

（1）诊断

在患者首诊的时候，除了解患者的就诊目的、既往手术史、患者对改变其鼻外形的特殊要求外，还需进行仔细、认真的检查，以获得明确的诊断。

1）鼻背情况检查。观察有无外鼻畸形或缺损、鼻翼塌陷、皮肤变色、肿胀及皮肤损害，鼻背是隆起还是塌陷，鼻梁有无偏斜，外鼻皮肤有无触痛、增厚和变硬，皮肤的弹性、硬度、可动度、光滑度，鼻骨有无骨摩擦感、畸形和移位等。鼻骨前面或侧面及鼻上颌突出现不规则畸形时，患者往往有局部外伤史，但也有不少患者否认有外伤史，后者在施行手术时，截骨往往不能按照设计的线路进行，医师在术前对这一现象应有充分的思想准备。

2）鼻尖情况检查。观察鼻尖的宽度和突度，检查者用拇指、示指安放于鼻尖上、下并轻轻施压，即可感觉出鼻翼软骨的宽度、厚度及硬度。软骨越硬即说明其越厚。分裂鼻尖经此按压可以鉴别是裂隙内充满脂肪组织，还是双鼻翼软骨过厚、过硬，前者经按压后鼻尖双穹隆可并拢，后者则无并拢现象。鼻尖皮肤越厚，软骨相对较薄，感觉到的软骨阻力就越小，鼻尖塑形就比较困难，其获得理想鼻尖的机会将少于鼻尖皮肤薄者。若要改变鼻长度，了解鼻中部组织的软硬度是估计术后效果、决定手术方法的必须手段。将示指置于鼻小柱处轻轻向上按压时，可感觉到强或弱的阻力。对鼻部较长且阻力较强者来说，常规的去除中隔前端部分软骨的方法能够达到较好的纠正长鼻的效果。若中部阻力较弱，特别是皮肤过厚者，用上述方法将会导致鼻小柱上缩，这时就应采用鼻尖旋转或缩短的方法来纠正其长鼻畸形。若用手指向后方即鼻棘方向压迫鼻尖，支撑弱者可出现鼻尖垂向上唇，这就提示医师在鼻整形时，需埋置永久缝线或组织移植来加固鼻尖支撑。

3）鼻内情况检查。检查鼻前庭有无肿胀、糜烂、溃疡、皲裂、疖肿等；检查鼻中隔，包括中隔软骨及硬骨，是否有鼻中隔偏曲或嵴突、距状突、穿孔及其位置等，有无出血点、糜烂、溃疡等；是否有鼻通气障碍；还需检查下鼻甲是否肥大，将检查的情况告诉患者。若下鼻甲肥大影响中隔手术操作，可在手术时缩小下鼻甲体积，并人为造成骨折以暴露手术野。但术后鼻甲肥大现象仍可逐渐复发。

另外，还要听其发音，了解有无鼻塞引起的闭塞性鼻音，以及软腭麻痹或腭裂时出现的开放性鼻音。

4）鼻底情况检查。鼻底过宽者，检查者可通过拇指、示指压迫缩窄鼻底，可让患者对着镜子观察其变化而决定。这一点对手术设计是十分有益的。

5）鼻部及面部检查。注意是否有鼻部及面部的不对称现象并让患者了解这一点是非常重要的。若鼻部正位于一个不对称面部的中央，将夸大面部其他特征的不相称和不协调。电脑技术有助于临床医师的术前诊断、设计及与患者在形象上的沟通。在检查、诊断的同时，还要了解患者的职业背景及文化教育层次，以确定患者的接受程度。

（2）麻醉

鼻部整形美容手术，大多可在局部麻醉（简称"局麻"）下进行，必要时在术前 15～30 分钟给患者以镇静剂。若手术涉及鼻腔内组织，可用浸渍有 2%～4% 丁卡因的棉片或细纱条，内加少量 1：1000 肾上腺素液，稍挤干后填塞于鼻腔黏膜，约 15 分钟后取出，达到黏膜表面麻醉的目的。

如果患者已是第二次或多次手术、手术范围较大或涉及骨性组织、手术时间超过 1 小时、患者自己有要求者，可采用全麻或根据情况予以基础麻醉加局麻。基础麻醉要在麻醉师的监护下进行，常用镇静剂、止痛剂静脉缓慢推注，可达到满意的麻醉效果。

欧美等国家的面部整形，特别是鼻部整形首选全麻。全麻的优点是安全、施术者及受术者双方均感到舒适、手术能进行得更完美更到位、可控制术中出血（通过调节血压）等。近年来，随着人们生活水平的提高，鼻部手术的全麻率逐年增高。

（3）切口

鼻畸形的手术切口很多，分鼻内切口、鼻外切口及鼻内外联合切口。

1）鼻内切口。①鼻中隔贯通切口：位于中隔前端的纵形切口，常用于鼻中隔整形手术。②软骨间切口：位于侧鼻软骨与鼻翼软骨之间的横形切口，用于鼻尖及鼻翼整形等。③软骨内切口：位于鼻翼软骨中央的横形切口，用于鼻尖及鼻翼整形等。④软骨下切口：位于鼻翼软骨下缘的横形切口，用于鼻尖、鼻翼及鼻背整形等。⑤鼻翼边缘切口：位于鼻翼缘稍内面的边缘切口，用于鼻尖、鼻翼、鼻骨及鼻小柱整形等。

2）鼻外切口。①蝶形或飞鸟形切口：位于鼻翼缘外面、鼻尖及鼻小柱表面的切口。②小柱边缘切口：位于鼻小柱边缘的纵向切口。③小柱中线切口：位于鼻小柱中线的纵向切口。④鼻底"人"字形切口：位于鼻基底部的"人"字形切口。⑤鼻底牛角形切口：位于鼻基底部的牛角形切口。⑥眉间水平切口：位于鼻梁根部的横形切口。⑦内眦切口：位于内眦部的横向切口。

3）鼻内外联合切口。①经鼻尖下叶切口（Erich 切口）：位于双鼻翼缘内面经鼻尖下叶的联合切口。②经鼻前庭及小柱切口（Rethi 切口）：位于双鼻翼软骨下经小柱中部的联合切口。③鼻翼、小柱边缘切口：自双鼻翼缘延续至鼻小柱双侧终于鼻小柱根部的联合切口。④经小柱中部横切口（Rethi Meyer 切口）：经鼻小柱中部延伸至双侧鼻前庭处的横形切口。

（4）术后处理

鼻畸形手术除了外科手术后的一些常规处理外，非常重要的一点就是术后局部固定，正确的固定可以保持手术预期的效果，否则将影响手术效果或出现继发畸形。

涉及鼻部骨性组织的整形手术，术后固定尤为重要。其固定原则是鼻内、鼻外均匀加压，以保持其设计的良好外形，防止继发畸形的产生。中隔部的手术应在双侧鼻腔内均匀堵塞加压。单纯鼻部软组织整形可根据情况单纯行外鼻固定。固定的方法很多，外鼻可用纱布卷、硅胶片、胶布、印模膏、石膏绷带等，或以贯通缝合法固定。鼻腔内可填塞碘仿纱条或橡皮管、塑料管等以均匀抵御外部压力。外鼻固定一般维持 10 天，内鼻固定的留置时间说法不一，但应根据手术情况及患者的反应而定，以留置 5～7 天较为合适。

13.2 鼻孔狭窄及闭锁

鼻孔狭窄与闭锁治疗的重要性在于既直接关系到维护人体生理平衡的鼻腔通气，又涉及外观，其发生部位可见于鼻前庭、鼻腔和后鼻孔。前部或后部的鼻孔狭窄有先天性的，通常发生在外侧角。更多见的则是由于外伤、感染或手术等引起，还可继发于天花、狼疮、梅毒所致的鼻孔边缘溃烂、烧伤、肿瘤切除，以及放疗后等，医源性的鼻孔狭窄可见于鼻唇整形术后及鼻再造术后的组织收缩。在唇裂患者一期治疗术后，亦可见到不同程度的鼻孔狭窄。在部分或全鼻孔再造的患者中，组织收缩的概率很大，有的需经数次手术。后鼻孔狭窄或闭锁，造成患者张口呼吸、语音不清，不易治疗。术前可借助于造影、纤维鼻咽镜等对后鼻孔狭窄、闭锁的部位及范围有所了解。笔者采用咽后壁黏膜瓣转移修复后鼻孔闭锁或狭窄。本节重点讨论鼻前庭处前鼻道的鼻孔狭窄与闭锁。

鼻前庭衬里及软骨的缺损形成瘢痕性收缩是前庭狭窄的常见原因，瘢痕往往累及前庭底部外侧角或鼻翼缘。手术方法的选择应根据前庭狭窄的部位、隆起壁的厚度及鼻翼的情况而决定。一般来说，单纯切除隆起组织是不合适的，术后将再度出现环形瘢痕，只有将"环"打开，修复缺损的皮肤和软骨，并进行良好的鼻前庭衬里组织的修复，才能解决环形瘢痕，可以采用耳郭复合组织或鼻外侧带蒂皮瓣转移修复。较小的瘢痕挛缩可在自体软骨移植的基础上进行"Z"改形，术后管形硅胶管或其他扩张管鼻孔维持是十分必要的。

（1）鼻前庭部分组织缺损引起鼻孔狭窄

鼻前庭内层皮肤及软骨部分缺损引起切迹瘢痕挛缩突向鼻前庭腔，可形成内侧或外侧狭窄。Meyer 提出通过前庭内切口去除隆起处的部分皮下纤维组织，将切取的中隔软骨片置入鼻翼软骨缺损处，软骨处贯穿鼻翼，褥式缝合固定。此法适用于软骨缺损不大、鼻孔轻度狭窄者。

鼻翼部分缺损造成鼻孔狭窄，可利用耳郭复合组织修复鼻翼。

鼻小柱部分缺损造成鼻孔狭窄，亦可利用耳郭复合组织修复鼻小柱鼻部分缺损及全部缺损。

前鼻孔狭窄及鼻前庭内层皮肤大部分缺损者，可在鼻孔处做切口，将鼻孔内的瘢痕组织全部切除直至完全通气，恢复正常鼻翼形态，然后在创面上做中厚皮片移植，术后需用硅胶管支撑固定 3 ～ 6

个月。如果前鼻孔边缘有膜性瘢痕，应尽量利用，可做锯齿状切开，行多"Z"整形，翻转入鼻腔内。其优点一是保持鼻孔边缘的圆滑和外形；二是可以避免线状植皮边缘的环形挛缩。

（2）鼻前庭蹼状瘢痕引起的鼻孔狭窄

鼻前庭蹼状瘢痕是鼻孔缘的蹼状瘢痕，覆盖于前鼻孔，可造成前鼻孔缩小及形态不良。

若蹼状瘢痕无法利用，可切除蹼状瘢痕，利用耳轮复合组织修复创面。

若蹼状组织仍能利用，Meyer 等设计出立体"Z"改形来利用蹼状瘢痕自身组织松解开大鼻孔，将瘢痕蹼外层组织正中切开后转瓣修复双侧创面，内层组织同样正中切开，以修复中部创面。

鼻前庭前部的蹼状瘢痕，可利用内折技术将瘢痕蹼修整后内翻重建鼻翼缘。严重者可在内折的同时，行皮肤或复合组织移植来增加鼻前庭衬里。

若要形成鼻孔中央一小孔的环形蹼状瘢痕，可将瘢痕蹼内外层设计成反向的"S"形切口，以小孔为中心，外层及内层上下形成 4 个半月瓣，将内层瓣向外翻转，缝于鼻孔边缘侧面，将外层瓣向里卷，缝于鼻孔内创面。

（3）鼻孔基部瘢痕挛缩引起鼻孔狭窄

可利用鼻旁带皮下组织蒂岛状皮瓣，经鼻翼基部隧道转移至鼻孔内瘢痕松解后的创面。

鼻孔基部瘢痕伴环形收缩者可采用鼻翼旁蒂在下方的三角皮瓣，将其与鼻翼基部交叉转位，中隔部的创面可予以游离植皮以开大鼻孔。

13.3 鼻翼畸形与缺损

（1）鼻翼畸形

鼻翼畸形多见于先天性疾病，唇裂患者往往合并鼻翼软骨发育不良，鼻翼下垂、陷落、肥厚、缩窄等将明显影响鼻部的整体外观。

　　1）鼻翼下垂。鼻翼缘应该是线条协调的弧线，不能过高、过低、过直或不对称。当鼻翼下垂时，可表现为前部、后部或全部鼻翼缘下垂，侧面观可遮住鼻小柱，形成假性小柱内陷畸形，应与真性小柱内陷相鉴别。下列方法可上提并纠正其畸形。

　　①边缘切除法。Denecke 和 Meyer 医师首次提出治疗双侧唇裂鼻时予以鼻翼边缘切除（图 31）。这一方法又逐渐扩大至鼻翼基部切除，用于鼻翼下垂整形及鼻缩小整形（图 32）。手术方法：检视下垂的鼻翼缘部位，若上部下垂则上部行鼻翼缘切除，若下部下垂则下部切除。有些病例可行保留中份的上下部分同时切除，或沿整个鼻翼缘切除一圈。切口位于鼻内软骨下，切除鼻翼缘后，组织对位缝合于鼻内。鼻翼缘扩大切除法可将切口延伸至鼻唇沟，但应注意重建鼻翼缘的圆滑和自然。鼻唇沟切口最好用皮内缝合，以免留下明显瘢痕。

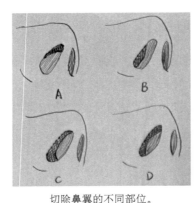

切除鼻翼的不同部位。

图 31　鼻翼边缘切除法

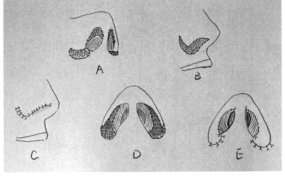

A、B、D. 阴影显示切除部分；C、E. 缝合后。

图 32　边缘切除法用于鼻缩小整形

　　②鼻翼软骨外侧脚及中隔软骨下缘修整法。由 McKinney 和 Stalnecker 于 1984 年提出，即部分切除鼻翼软骨外侧脚下缘及中隔鼻尖端软骨以上提鼻翼。此法仅适用于皮肤菲薄者，采用鼻中隔下缘软骨切除术是提起鼻翼及鼻小柱的有效方法。

　　③鼻翼衬里部分切除法。通过鼻内软骨间切口，切除外侧脚上缘软骨及衬里皮肤一条，亦可起到上提鼻翼的作用。但此法可能造成鼻

翼边缘不规则或切迹畸形，应谨慎应用。

2）鼻翼肥厚。鼻翼肥厚多见于黄色人种及黑色人种，在鼻翼肥厚的同时往往伴有鼻翼下垂，可切除肥厚及下垂的鼻翼组织。主要原因是鼻翼软骨和侧鼻软骨软化及发育不良，以致吸气时鼻翼塌陷。治疗方法是利用自体软骨或人工材料来加固其软骨的强度。如果侧鼻软骨处也有塌陷，可取中隔软骨或其他材料，一半置入鼻骨深面骨膜下，另一半置入侧鼻软骨深层软骨膜下，将塌陷的软骨撑起（图33），或用植入材料支撑侧鼻软骨，褥式贯通缝合固定至新的位置。单侧鼻翼软骨缺损塌陷的治疗方法与双侧相似。

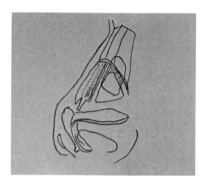

**图33　鼻翼塌陷治疗。取自体软骨或人工材料，一半置入鼻骨深面，
另一半置入侧鼻软骨深层**

（2）鼻翼缺损

鼻翼缺损多见于外伤、烧伤及肿瘤切除术后。可根据其缺损的大小、厚度，选择局部皮瓣、鼻唇沟皮瓣、耳后岛状皮瓣或游离的复合组织瓣修复。

1）局部皮瓣法。适用于较小面积的鼻翼单纯缺损，如"Z"形皮瓣、邻近旋转皮瓣等。沿短缩鼻翼缘横形切开，放开鼻翼缘游离端，使之与正常侧鼻翼缘在同一水平。如图34设计蒂在一侧下部的皮瓣，旋转修复鼻翼缘放开后的创面，形成"Z"形皮瓣。蒂在内侧或外侧应视创面大小、邻近软组织的松弛程度等决定。如缺损稍大，或皮肤较为松弛，也可选用图 35 的手术方法，即在缺损一侧设计旋转推进皮瓣，皮瓣边缘多在中线侧，并可在内眦部位做附加切口。

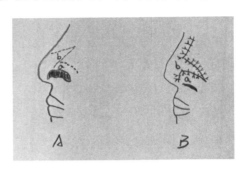

A. 鼻翼缘缺损区设计"Z"形皮瓣；B. 转移"Z"形皮瓣。

图 34　鼻翼缺损"Z"形皮瓣成形修复

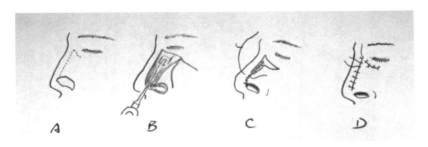

A. **鼻翼缺损设计临近旋转皮瓣**；B. 切开鼻翼全层致鼻骨，在其深面剥离粘连骨膜瓣以延长鼻衬里；
C. 将皮瓣向下旋转与鼻尖创面缝合；D. 上部缺损创面取全厚皮瓣修复。

图 35　鼻侧旋转皮瓣修复鼻翼缺损

2）鼻唇沟皮瓣法。适用于较大面积的鼻翼缺损者。先按鼻翼缺损的大小在同侧鼻唇沟处设计一蒂在上的皮瓣。将鼻翼缺损处瘢痕切除并松解周围皮下组织，再按切口线切开皮瓣，将皮瓣修整后折叠缝合于缺损创缘。供区创周皮下潜行分离后直接缝合，鼻孔内以碘仿纱条填塞。

3）耳后岛状皮瓣法。适用于鼻翼缺损较大或伴鼻尖、部分鼻小柱缺损者。术前先用多普勒超声血流仪探查颞浅动脉和耳后动脉的行径，以亚甲蓝做标记，利用上述两动脉之间的血管吻合网，根据缺损大小，切取位于同侧耳后的岛状皮瓣。切口选择患侧颞部"T"形切开。显露颞浅血管及其耳后降支或与耳后动脉的吻合支，通常在耳轮上缘至其上后方 3 cm 的区域内。切取耳后皮瓣，应包含蒂在上的血管束。耳后皮瓣借其与颞浅血管束的吻合面得以延长蒂部，向前经皮下隧道到达鼻翼缺损部位；若蒂不够长，可游离颞浅血管的蒂部。由于耳后皮瓣以血管网吻合方式与颞浅动、静脉相连，而蒂的延长必须靠游离颞浅血管束，故耳后皮瓣末端的血供有时不能得到良好保证。通常，该皮瓣修复患侧鼻翼缺损有余，而若想同时修复过中线的鼻尖和鼻翼缺损则嫌不足，在设计时应注意这一点。

4）耳郭复合组织瓣游离移植法。适用于鼻翼全层缺损，而缺损周边组织正常、血供良好者。耳郭复合组织是修复鼻翼缺损的良好供体，可利用衬里或周边组织的血供进行游离移植。移植是否成功与切取及移植复合组织时的技巧密切相关。术中应注意：①复合组织瓣离体后必须在 3 ~ 6 小时移植；②复合组织瓣上的任何一边距离有血供的创缘不宜超过 1.5 cm；③行无损伤操作，复合组织瓣用带齿皮拉钩或缝线牵引，避免钳夹；④受区血供良好，应将血供差的瘢痕组织切除；⑤受区创面止血不用电凝，用压迫止血或医用胶止血代替；⑥用无损伤 6-0 针线全层间断缝合，避免皮下或皮内缝合；⑦术毕局部加压包扎；⑧ 10 天左右拆线。1964 年 Denecke 和 Meyer 提出切取的复合组织量必须较缺损处厚 1 mm、长 1 mm、宽 1 mm，以防其收缩后影响外形。1956 年 F.Smith 提出利用鼻外侧壁的皮肤翻转做鼻孔衬里，外覆耳郭复合组织，可使后者的成活率大大提高。

13.4 鼻尖畸形与缺损

（1）鼻尖畸形

鼻尖畸形多系先天性，有家族遗传倾向。常见的有鹰钩鼻，鼻尖圆钝、低平，鼻尖过高、鼻尖隐裂等。

1）鹰钩鼻。鹰钩鼻（aquiline nose）主要表现为鼻尖过长、下垂，面部表情肌运动时下垂更明显，往往伴有驼峰。其产生的主要原因有：①鼻翼软骨中间脚向下过度生长，或内侧脚过长；②鼻中隔软骨过长；③鼻中隔降肌肥大。

手术方法：①切除过长的鼻翼软骨经鼻孔缘切口，切除过长的双侧鼻软骨下端或鼻翼软骨外侧脚上端及外侧部。通常鹰鼻畸形以中间脚过长为多见，内侧脚过长较为少见，常以鼻中隔软骨形态异常为主。可以选择上述方法之一作为鼻中隔整形的辅助方法。此法也适用于鼻尖缩小整形。②切除过长的鼻中隔软骨通过中隔前缘纵形切口，切除不同方向过长的中隔软骨，以纠正相应部位的隆起畸形。③切断肥大增生的鼻中隔降肌，在口轮匝肌深层紧贴上颌骨切牙窝的上方切断鼻中隔降肌。④修整切除过多的鼻尖部皮肤在切除上述过长软骨后，轻者鼻尖部皮肤变化不明显，重者鼻尖部皮肤即显多余，可不必处理，任其自行回缩。如果有很多的多余软组织，也可将其修剪成形以塑造纠正后的鼻尖。

2）鼻尖圆钝、低平。有学者提出，理想美观的鼻尖高度应是鼻长度的 1/2，而黄色人种及黑色人种的鼻尖高度往往达不到鼻长度的 1/2，表现为圆钝、低平，为种族特征之一。鼻尖圆钝、低平的治疗原则是抬高鼻尖、延长鼻小柱。

手术方法：①做鼻尖蝶形切口，分离解剖出鼻翼软骨，在鼻翼软骨外侧脚内、中 1/3 交界处将其切断，以延长鼻翼软骨内侧脚的长度，将两相邻内侧脚褥式贯穿缝合形成鼻尖支架，皮肤切口行 V-Y 推进以延长鼻小柱。黄色人种女性有时鼻翼软骨发育不良，触诊鼻翼较软，则此方法效果不佳，必须在切除鼻翼软骨后，于鼻尖及鼻小柱内移植一块软骨作为鼻小柱支撑，软骨片可取自鼻中隔，以改善其效果。V-Y 鼻小柱切口可以延长鼻小柱，但有时会遗留瘢痕切迹，影响美观，手术时应慎重选择。如果选用改良的阶梯形鼻小柱切口，可以避免此类瘢痕切迹。②鼻尖的外形在整个鼻造型中占有重要的地位，可应用自体鼻中隔软骨或组织代用品（膨体聚四氟乙烯）鼻尖植入，以纠正鼻尖圆钝、小柱角缺如等鼻尖缺陷，从而进一步美化鼻尖外形。切口多选用鼻腔内小柱旁切口，也可选用鼻小柱皮肤垂直切口。自体软骨或组织代用品应在鼻外先行雕刻，并选择合适的植入部位。充填的鼻尖外形可为分块状，即鼻尖一块、鼻小柱一块，也可雕塑成鼻小柱和鼻尖相连的"伞"状充填支架。以"伞"状支架外形效果较为良好，但应避免支架的异常扭曲和突起，保证植入后外形的圆滑和自然。雕塑的支架经鼻腔内切口植入预先分离的鼻尖、鼻小柱间隙，良好就位后用可吸收缝线（Dexon 等）固定于鼻翼软骨内侧脚上，缝合切口。术毕用透气胶纸围绕鼻尖压迫塑形，或可用石膏等外固定夹板固定5～7天。③鼻尖圆钝、低平合并鞍鼻者，可植入"L"形植入体，同时纠正上述两种畸形。④利用延长鼻小柱的方法也可以抬高低平的鼻尖。

3）鼻尖过高。若鼻尖高度超过鼻长度的1/2，可视为鼻尖过高，以白色人种多见。其治疗原则是降低鼻尖高度，同时缩短鼻小柱。

手术方法：①经鼻尖切口，切除鼻翼软骨外侧脚的上 2/3 部分及内、外侧脚相交的穹隆部软骨一块，缝合切缘两端软骨后，在软骨表面行多条平行软骨部分切断，以降低鼻尖高度。必要时还需切除鼻翼内侧脚下部，穹隆处隆起的皮肤可不处理或局部切除。鼻尖多余皮肤可利用 Y-V 推进或部分切除来缩短鼻小柱。严重者鼻翼外侧基部可同时全层切除一部分。②经鼻孔内切口将鼻翼软骨与皮肤、黏膜分离，切除部分鼻翼软骨外侧脚的上部及内侧脚的下部，以缩短鼻尖高度。③经鼻翼切口将鼻翼软骨内、外侧脚结合部软骨切除部分，同时去除部分前庭皮肤，在降低穹隆的同时降低鼻尖高度。

4）鼻尖隐裂。鼻尖部具有纵向轻微的双角是美的标志，然而过于明显的横向鼻尖双峰是必须纠正的鼻尖隐裂畸形。手术方法是切除两鼻翼内侧脚之间的脂肪纤维组织，将双内侧脚行贯通褥式缝合。必要时可在穹隆部切断鼻翼软骨予以重新塑形，或取自体耳软骨、组织代用品充填鼻尖部隐裂。

（2）鼻尖缺损

鼻尖缺损多见于外伤及肿瘤切除术后，可根据其缺损组织的面积及深度采用不同的方法修复，若单纯皮肤缺损，可考虑耳后全厚皮片游离移植，或邻近皮瓣、双叶皮瓣转位修复。若缺损深达软骨组织，可考虑耳郭复合组织瓣游离移植或带蒂的鼻唇沟皮瓣、额部皮瓣及耳后皮瓣修复。

手术方法如下。①鼻唇沟皮瓣法：在鼻唇沟处设计一略大于缺损面积的皮瓣，蒂在上方。先切开蒂部皮肤深达真皮下层，向双侧锐性分离，形成皮下蒂，按皮瓣的宽度切开蒂部及皮瓣达深筋膜层，将皮瓣及蒂部掀起，经皮下隧道至鼻尖缺损处，修复缺损创面，供区直接拉拢缝合。②额部岛状皮瓣法：可采用以滑车上动脉为蒂的额部岛状皮瓣，一期修复鼻尖缺损。术前先用多普勒超声血流仪探测血管的行径，根据其血管走向设计面积略大于缺损的额部皮瓣。先切开蒂部皮肤，显露血管行径，于动脉双侧 1 cm 处切开深筋膜，在帽状腱膜深层分离，掀起皮瓣经鼻背皮下隧道至鼻尖缺损处，修复缺损创面，供区直接拉拢缝合。③耳后岛状皮瓣法：详见"鼻翼畸形"部分。

13.5 鼻小柱畸形与缺损

（1）鼻小柱畸形

鼻小柱畸形常见的有鼻小柱过短、鼻小柱内陷、鼻小柱下垂、鼻小柱偏斜等，多系先天性畸形。

1）鼻小柱过短。根据鼻小柱过短的程度及伴随症状，可采用不同的治疗方法。①鼻小柱过短但鼻尖高度良好者，可切除双侧鼻翼与鼻小柱交界处边缘的部分组织，以延长鼻小柱，切缘可用 5-0、6-0 的尼龙线连续缝合。②鼻小柱过短合并鼻尖低平者，可利用鼻翼软骨外侧脚替代内侧脚的方法，该法为软骨切断法。如果软骨较为坚挺，亦可用缝线贯通塑形缝合的方法来纠正上述缺陷。③鼻小柱过短合并鼻翼基部过宽者，可在鼻小柱基底部 V-Y 推进的同时，贯通鼻小柱基部及鼻翼软骨内侧脚褥式缝合，以延长鼻小柱，缩窄鼻翼基部的宽度。④唇裂鼻小柱过短者，可利用上唇组织多个 V-Y 推进，延长鼻小柱。

2）鼻小柱内陷。在国外多见于鼻中隔过长整形术后，该现象在鼻的侧面观时明显影响鼻的外形美，其治疗方法有 3 种。①鼻小柱内陷但鼻尖高度正常者，可利用鼻中隔软骨或耳甲腔软骨卷曲移植充填内陷的鼻小柱。先在中隔前缘做纵行贯通切口，潜行分离鼻小柱，使其形成一能容纳软骨支撑的腔隙，按鼻小柱长度切取耳甲腔软骨，将其卷曲缝合以增强支撑力，然后置入分离的鼻小柱腔隙内，缝线贯通固定。②鼻小柱内陷合并鼻尖低平者，可用自体骨或代用品塑成"L"形，同时纠正上述两种畸形。③鼻小柱内陷合并中隔组织紧缩者，可行鼻中隔松弛切口，上部组织向下滑行，鼻棘部分凿除，以松弛中隔下部组织，同时以鼻小柱软骨植入，也可行单纯鼻中隔矩形瓣推进，或鼻中隔全层 V-Y 推进。

3）鼻小柱下垂。影响外鼻的侧面观，主要发生原因是中隔组织量过多，因此可以梭形切除全层中隔组织来上提鼻小柱，也可行鼻小柱边缘切口切除部分皮肤软组织（图 36）。若伴有鼻小柱过宽，切口可设计在鼻小柱的前外侧，切除部分软组织以纠正上述畸形。

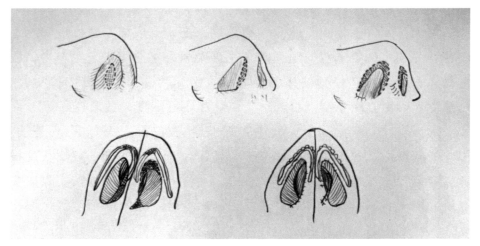

图 36　鼻小柱上提术

4）鼻小柱偏斜。可以由外伤性、医源性或先天发育异常的唇裂鼻引起。鼻小柱偏斜往往伴有鼻孔、鼻尖，甚至鼻翼的畸形，需综合治疗。在纠正鼻小柱的同时，还需纠正鼻尖的位置、鼻孔的对称性及整个鼻下部的平衡。

（2）鼻小柱缺损

鼻小柱缺损多系外伤或肿瘤切除造成。若缺损仅累及鼻翼软骨内侧脚而鼻中隔完整者，可利用耳郭复合组织瓣游离移植。若合并鼻中隔缺损，可利用邻近鼻唇沟皮管或眉上皮管修复，或利用额部岛状皮瓣，或上唇人中区皮瓣修复。手术方法如下。

1）耳郭复合组织瓣修复法。在鼻尖、鼻中隔及鼻小柱基部做"工"形切口，分离皮肤、黏膜瓣，充分松解瘢痕，增加受区的接触面，按缺损创面大小，切取耳轮下方或耳垂部皮肤脂肪复合组织，供区创面修整后直接缝合。将耳郭复合组织面略行剖开，以增加其宽度，缝合于受区创面，局部加压包扎。

2）鼻唇沟皮管法。沿鼻唇沟设计皮管，宽 1.8 ～ 2 cm，长约 5 cm，男性患者皮管下段设计在无须区。第一期手术先形成皮管。3 周后行第二期手术，即切断皮管下端，移植至鼻尖部，受区鼻尖部应切除或松解瘢痕组织，使其与皮管有较大的接触面。再过 3 周行第三期手术，即将皮管断蒂缝合于鼻小柱基部，形成鼻小柱，皮管后面切开，分别与鼻中隔双侧组织缝合。该手术方法适用于老年患者，以及高加索人种皮肤松弛的患者。笔者应用耳后皮管、上臂内侧皮管、颈部皮管移植，用手臂携带转移，修复鼻小柱缺损，效果良好。

3）人中带蒂皮瓣法。人中带蒂皮瓣法包括上蒂法及下蒂法。①皮瓣蒂部在上，位于鼻小柱基部，双侧位于人中嵴部，皮瓣长度视鼻尖高度而定，鼻尖部做"U"形切口。将人中皮瓣的远端去除表皮组织，向上翻转与鼻尖"U"形皮瓣创缘缝合，人中皮瓣创面全厚植皮，供区创面可直接缝合或全厚植皮。②皮瓣蒂部在下，位于唇红峰谷处，沿鼻小柱基部向下形成皮瓣，皮瓣掀起后组织面植以中厚或全厚皮片。鼻尖部形成半圆形皮瓣，将上唇外翻，上提皮瓣与鼻尖创面瓦合，缝合创缘。3 周后断蒂，将皮瓣下端缝合于鼻小柱基部，使上唇复位。该方法的目的是再造鼻小柱体的表面更接近面部肤色，但男性有须区则不能使用该法。为防止皮片、皮管、皮瓣收缩，鼻小柱重建术后均应使用鼻孔内橡胶管支撑 3 ～ 6 个月。

13.6 歪鼻

歪鼻（deviation of nose）的病因有先天性的，亦有后天外伤引起的。根据其不同的歪斜方向可分为 C 型、S 型和侧斜型。C 型歪鼻主要是鼻骨及鼻中 1/3 的侧向歪斜，鼻尖基本位于中线；S 型歪鼻主要是鼻骨及鼻中 1/3 呈相反方向歪斜，而鼻尖仍位于中线上；侧斜型歪鼻则整个鼻部均歪斜偏离中线。歪鼻畸形术前应判断造成歪斜的原因，C 型及侧斜型歪鼻常常仅是鼻骨错位愈合所致，而 S 型歪鼻多伴有鼻中隔软骨歪斜。手术方法如下。

1）正中或旁正中鼻骨截骨。首先画出面部的中线及鼻背连线，截除过大一侧的部分骨组织或软骨组织，经过中隔整形，并将双侧鼻侧壁矫治对称，使鼻背中线位于面部中线上。

2）鼻侧及中隔截骨。在双侧鼻上颌骨交界处截断上颌骨额突，同时中隔部截骨修整，最后将游离的上颌骨额突推向中线重新塑形。

3）鼻中隔塑形。在歪鼻整复中若不同时矫正鼻中隔，则很难达到预期效果。做鼻中隔前缘切口，剥离和暴露鼻中隔及尾端、侧鼻软骨下部及鼻翼软骨上部，分开鼻中隔与鼻骨背侧和侧鼻软骨间的纤维连接部分。分离一侧鼻中隔的黏软骨膜，切断中隔与筛骨垂直板、型骨的连接部，以使鼻中隔软骨整块松动。剪除过多的侧鼻软骨，使中隔复位后双侧鼻软骨张力相等，切除过长的鼻中隔尾部，使双侧鼻前庭对称。

4）术后固定。双侧鼻腔内填塞碘仿纱布，使鼻中隔固定于正中位，外用胶布或印模膏固定。

13.7 驼峰鼻

驼峰鼻（hump nose）多系先天性鼻骨发育过度造成，少数与外伤后鼻骨错位愈合或后期骨痂增生有关，中国人驼峰鼻的发生率远低于白色人种。

（1）临床表现

驼峰鼻轻者仅表现为鼻梁部棘状突起，主要位于鼻骨下端与侧鼻软骨交界处。重者表现为鼻梁部宽大，有成角突起，常伴有鼻尖过长并向下弯曲，似"鹰嘴"样畸形，若同时伴有下颌骨颏部发育不良或鼻额角过大，则在视觉感官上会明显加重驼峰鼻的程度。

（2）术前准备

除必要的常规检查外，医师应对患鼻进行仔细的测量设计。先在鼻根至鼻头顶部下方 2 mm 处画连线，连线前部即为手术需切除的骨性及软骨组织，再推动鼻尖使鼻唇角达到 90° ～ 100°，将其与静止鼻尖的位置差距标明，即为将要缩短的鼻尖长度，也就是将要切除的中隔软骨前端的量。手术前务必与患者共同商讨设计手术方案，首先在电脑上显示患者的侧位像，医师将设计方案输入，经电脑处理即可显示患者的术后外观，在与患者达成统一意见后，用亚甲蓝将上述设计线标于鼻背相应部位

（3）手术方法

1）切口。国外多用鼻内切口，手术不在明视下，操作较难。由于鼻外切口具有术野暴露充分、操作方便等优点，国内多采用鼻外切口，但会遗留鼻尖瘢痕。

2）潜行分离。用小弯剪自切口插入，将鼻背所有的可动部分与固定部分潜行分离，即将鼻翼软骨、侧鼻软骨、中隔软骨上端与其表面的皮肤分离，然后用骨膜剥离器将鼻骨与其表面的骨膜、肌肉、皮肤分离，并与其深面的黏膜分离。浅面分离范围：上端分离至鼻根部，双侧分离至上颌骨额突。

3）截除驼峰。用骨凿将术前标记的突起的鼻骨、侧鼻软骨截除，然后用骨锉将截面锉平。如果是很轻度的驼峰，可直接用骨锉锉平，亦可用骨剪剪除驼峰。

4）缩窄鼻背。用骨膜剥离器将上颌骨额突与其表面的骨膜等软组织分离，然后用电动或气动来复锯或骨凿在鼻面交界处将上颌骨额突锯断，同时横形截断鼻骨上方骨组织，应尽可能截在上颌骨额突起始部，以防台阶形成。若形成台阶，可部分截骨消除台阶，然后用双拇指将上颌骨额突推向中线。如果患者的鼻基部不宽，也可采用Skoog 的方法，将截除的驼峰表层片切去除后重新利用回植鼻背，或植入薄层硅胶鼻模以塑造鼻背形态。

5）修整鼻下部畸形。如果同时伴有鼻下部过长，可解剖出侧鼻软骨的下端，适当地切除一部分。若有鼻尖下垂，可在鼻翼软骨内侧脚的后面将鼻中隔软骨的前端适当地切除一部分，然后缝合切缘双侧的鼻小柱与鼻中隔。合并有鼻翼过宽大者，可将鼻翼软骨的上缘、外侧缘切除一部分。若鼻尖过低，可用被截除的鼻骨或软骨充填支撑。

6）术后固定。术后固定在驼峰鼻治疗过程中非常重要。固定正确可以保持手术预期的效果，相反将影响效果或出现继发畸形。因此固定的原则是鼻内、鼻外均匀加压，以保持其设计的良好外形，防止继发畸形的产生。

13.8 短鼻

短鼻（short nose）的病因有先天性的，亦有外伤、感染等引起的。轻度短鼻仅表现为鼻长度过短，重度短鼻可伴有鞍鼻畸形，亦有人将其归于复杂性鞍鼻。

在延长整个鼻长度的过程中，人们发现鼻外皮肤的可动度明显大于鼻内黏膜及鼻前庭皮肤可动度，因此，短鼻治疗中设法增加内鼻软组织可动度非常重要，其辅助方法有去除过突的鼻嵴、切断鼻中隔降肌、潜行广泛分离上唇龈沟处的黏膜等。如果合并上颌骨发育不良、面中部凹陷畸形，则需将上颌骨前移；如果外鼻皮肤不够，可考虑额部带蒂皮瓣或游离植皮等。

（1）鼻中隔软骨前移

鼻中隔软骨前移适用于轻度短鼻。做鼻外切口或在鼻前庭中隔软骨下缘做纵行皮肤切口，贯通至对侧鼻前庭，潜行分离中隔黏软骨膜，取中隔上缘软骨片一条，宽 3 ～ 4 mm，切记不能取得太宽，以免供区出现鞍鼻畸形。切开鼻双侧软骨与中隔软骨相连处，使其下移，将切取的中隔软骨块植入中隔软骨下端，褥式缝合固定。

（2）鼻中隔复合瓣转移

鼻中隔复合瓣转移适用于鼻尖上翘短鼻。设计一蒂在鼻前庭上方的复合瓣，向上转移，增加鼻尖长度。

（3）唇颊沟黏膜瓣转移

唇颊沟黏膜瓣转移适用于鼻内软组织张力大的短鼻。设计两个蒂在中部的唇颊沟黏膜瓣，上经软组织隧道，增加鼻中隔软组织的量，此法亦可治疗鼻中隔穿孔。

（4）"L"形自体骨移植同时行黏膜松弛切口

"L"形自体骨移植同时行黏膜松弛切口适用于重度短鼻。取"L"形自体肋软骨或髂骨备用。广泛分离鼻背的可动部分，上至鼻根，下至唇龈沟，双侧至眶下。于双侧鼻骨背侧骨膜处做与鼻纵轴垂直的切口，松解鼻骨骨膜，同时在鼻骨深面黏骨膜上做垂直切口，以松解鼻内软组织。鼻内松弛切口位置应尽量向上，以便暴露的创面位于狭窄的三角沟内，不会出现中隔穿孔或瘢痕蹼而影响外形。

（5）术后固定

用贯通褥式缝合法固定"L"形植入体。固定时间为 10 天。

（龚龙岗　李巧玉　谭聪明　陈萌）

14. 鼻窦损伤

鼻窦损伤以上颌窦最多见，额窦次之，筛窦较少，蝶窦因位于更深处更为少见。上颌窦及额窦位置较表浅，故受创伤的机会比较多。

14.1 上颌窦骨折

（1）致伤原因

平时常见于工伤及交通事故；战时见于各种火器伤，以枪弹及弹片伤居多。

（2）临床分型

按照经典分型方法可分为三型。第一型骨折（Le Fort Ⅰ型）为上颌骨横行骨折，骨折线通过梨状孔下缘、上颌窦下部，横行到双侧上颌结节；第二型骨折（Le Fort Ⅱ型）为上颌骨锥形骨折，骨折线通过鼻骨、泪骨、眶底、颧骨下方，达到上颌骨后壁；第三型骨折（Le Fort Ⅲ型）为颅面分离骨折，骨折线也通过鼻骨、泪骨，但横过眶窝及颧骨上方，向后到上颌骨后壁，使上颌骨、颧骨与颅骨完全分离。

（3）临床表现和诊断

患者有明确外伤史，伤区疼痛、肿胀、鼻出血等。严重的上颌骨骨折可出现语言和吞咽功能障碍，牙龈黏膜撕裂摇动骨折块上的牙齿，整个骨块皆动。患侧出现牙齿早接触，健侧开𬌗，或后牙早接触，前牙开𬌗等不同的咬颌错乱。Le Fort Ⅱ、Ⅲ型（中、高位骨折）骨折线常涉及鼻根区、眼底、眶下缘、额颧缝、上颌骨侧壁、翼板、颧弓。患者出现上颌后退，前牙开𬌗，面部塌陷畸形，张口受限，眶周皮下淤血，呈"熊猫眼"，眼球运动障碍、复视，鼻根扭曲或塌陷，嗅觉丧失，脑脊液漏等。上颌窦火器伤与投射物的性质、距离、方向及致伤部位有关，常可造成颌面部洞形骨折，上颌窦腔暴露，软组织呈开放状，窦腔内可有碎骨片、异物，甚至泥沙。严重的火器伤可自上颌窦经筛窦、眼眶进入颅内，并发颅脑损伤。上颌窦火器伤常伤及鼻腔，由于出血及水肿可使鼻道阻塞。若为伴颅脑损伤昏迷的患者，血性分泌物可向咽腔倒流，甚至进入气管及支气管引起窒息。若伤及筛前、筛后动脉或上颌动脉可出现严重鼻出血，鼻出血有时可持续半年。行鼻颏部、眼眶正位、颅底位、头颅侧位等 X 线检查，以及冠状及轴位 CT 检查可明确骨折的类型、范围，骨折段的移位情况、合并伤及组织内异物留存情况（图 37）。

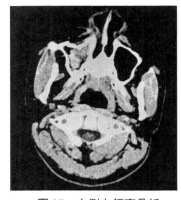

图 37　右侧上颌窦骨折

（4）治疗方法及原则

治疗步骤：①首要关注，若存在危及生命的颅脑和全身并发症应优先处理。②保持呼吸道通畅，吸出口腔及喉咽部血块和分泌物，放入咽导管，若有呼吸困难应及时行气管切开。③止血，压迫或填塞伤口，必要时行血管结扎止血。④输血补液，预防和治疗休克。⑤全身应用抗生素及注射破伤风抗生素。⑥伤口处理，颌面部有开放性创口应彻底清创。由于颌面部组织血管丰富，清创时不必去除过多的软组织，以免愈合后影响面容。

治疗方法及原则：①前壁单纯线性骨折无移位变形者，无须复位。②上颌窦前壁塌陷性骨折，窦内有碎骨、异物片或活动性出血者，可用柯－陆手术切口，撬起塌陷的骨片，清除碎骨片、异物或进行止血。③上颌窦顶壁塌陷性骨折，按眶底爆折处理。④若颧骨陷入上颌窦，按上颌窦根治术手术方法打开上颌窦前壁，伸入鼻内镜观察，并从窦内向外托起颧骨复位后，鼻腔内填塞碘仿纱条或抗生素油纱条。⑤上颌窦骨折合并牙槽骨骨折者，应请口腔科协助进行颌骨固定处理。

14.2　额窦骨折

（1）致伤原因

最常见的致伤原因为车祸，工作中飞起的木块或物件击伤、爆炸伤等。常与颅脑外伤及鼻额筛眶复合体伤同时存在。

（2）临床分型

临床可分为前壁骨折、后壁骨折、额管骨折三型，每一型又可分为线性骨折、凹陷性骨折及粉碎性骨折 3 种情况。

（3）临床表现和诊断

有外伤史，额部青紫肿胀或塌陷者应高度怀疑额窦骨折。前壁内陷型骨折可有额部青紫肿胀或塌陷，常伴鼻出血，可有头痛、头晕，也可损伤颅前凹出现颅内血肿、昏迷。眶上缘后移，眼球向下移位等。若同时合并泪囊和鼻额筛眶复合体骨折，常可有流泪或视力障碍。额窦后壁骨折有脑膜撕裂者可出现脑脊液鼻漏。

有开放性骨折时，不宜用探针做深部探查，以免损伤脑组织。X 线检查可帮助了解额窦前壁和后壁骨折情况，窦内可见积血，筛窦气房密度增高，可有眶内或颅内积气，CT 检查有助于诊断（图 38）。

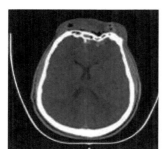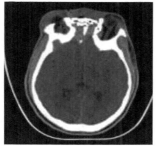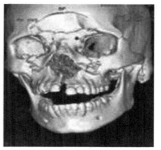

图 38　额窦骨折并双侧眶骨骨折

（4）治疗方法

除一般外科治疗外，对线性骨折不做特殊处理。

前壁塌陷或粉碎骨折者，自原创口进入，或自眉弓下做切口，从额窦底部放入弯血管钳，掀起塌陷的骨折片，清除异物及碎骨片，放置引流条，缝合伤口。

窦后壁无损伤，窦内黏膜大部分完整，筛窦及鼻额管也未受伤者，充分止血，缝合前壁伤口，保持鼻额管引流通畅。

窦内黏膜大部分损伤，伤口污染严重，或疑有感染，应把窦内黏膜刮净，咬去污染的额窦前壁，以防感染发生骨髓炎。将鼻额管黏膜向下剥离，翻转堵塞鼻额管，使之与鼻腔隔绝，再用脂肪组织或额肌瓣填塞窦腔，也可用羟基磷灰石颗粒填塞，缝合伤口。

窦后壁骨折，有脑膜撕裂者，去除额窦后壁骨质及窦内黏膜，取颞肌筋膜修补脑膜，窦内填塞颞肌，放置引流条，缝合伤口。

前壁骨质缺损过多，将前壁骨壁完全去除，去除窦内黏膜，然后将前壁皮肤贴于后壁，缝合切口，放置引流条，加压包扎。

全身应用抗生素预防颅内并发症。

（5）并发症和后遗症

骨髓炎：额窦骨折伤口处理不当，合并感染可引起骨髓炎。

脑脊液鼻漏：额窦后壁骨折撕裂硬脑膜未做处理，可遗留持续性脑脊液鼻漏。

颅内并发症：严重损伤可合并脑水肿、脑膨出、脑出血，持续性脑脊液鼻漏可反复发生脑膜炎。少数患者尽管骨折不重，但感染可沿着血管通路引起颅内感染，其潜伏期很长，往往会突然出现颅内感染症状，应注意预防。

14.3 筛窦骨折

筛窦骨折单一发生者少见，多合并额窦或上颌窦骨折。

（1）致伤原因

车祸、拳击、钝器伤、火器伤、跌伤或工伤、石块飞起砸伤等。

（2）临床表现及诊断

鼻根、眶部肿痛，眼部或鼻根部肿胀，鼻腔上部出血，内眦距增宽或塌陷畸形，鼻塞及嗅觉丧失，可有眼球突出。筛窦骨折向后可合并视神经孔骨折，引起视力障碍，甚至出现脑膜炎及眶内感染表现。患侧瞳孔散大，对光反射消失，但间接反射存在。眼底检查多属正常，触诊可发现眶内缘凹陷、鼻额角变锐等。因骨水平板与脑膜紧密附着，筛窦骨折易致脑膜撕裂，发生脑脊液鼻漏。筛窦骨折向外可发生纸板骨折，引起眶内出血或气肿，以致眼球移位。X线及CT检查见筛窦气房模糊（图39）。

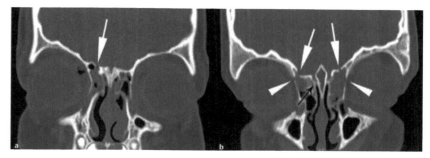

图39 筛窦骨折

（3）治疗方法

单纯筛骨骨折不需处理。伴其他鼻窦骨折者，按其他各骨骨折分别处理。脑脊液鼻漏经4周无减少或消失者应行脑脊液鼻漏修补术。视神经孔骨折及视力障碍者，宜在1个月内行视神经孔减压术，手术前后用足量地塞米松静脉滴注，减轻视神经水肿，以利视力恢复。

14.4 蝶窦骨折

蝶窦位置深在，极少单独骨折，常由严重损伤造成，少数情况下可见于火器损伤，多合并颅底骨折而病情严重。

（1）临床表现和诊断

①除有鼻出血、咯血等症状外，主要表现为颅脑损伤症状，如头痛、恶心、呕吐、意识障碍及昏迷等，若损伤脑垂体可出现创伤性尿崩症；损伤视神经或视交叉可出现视力损害；伤及颈内动脉可出现严重出血；合并颅中凹骨折可伤及海绵窦和第3、第5、第10、第11对脑神经。②创伤后鼻腔可见出血及脑脊液漏，X线、CT检查可见颅内积气、蝶窦积液，常见颅底骨折线等。

（2）治疗方法

积极预防颅脑损伤并发症，对蝶窦骨折而无并发症者一般不做特殊处理。若有颅内并发症，应按照颅脑外伤的治疗原则积极处理。蝶窦内如遗留小弹片等异物，若不危害周围组织可不予处理，若伤及周围主要器官时可在充分定位的情况下手术取出。

14.5 鼻窦气压伤

鼻窦气压伤指由于外界大气压急剧变化，鼻窦内的负压和外界气压不能及时取得平衡，以致发生鼻窦黏膜充血、肿胀，甚至黏膜或黏膜下出血、血肿形成等一系列变化的疾病。由于各组鼻窦的构造不同，气压损伤发生率有明显差异，以额窦最为多见，上颌窦次之，筛窦较少，蝶窦则罕见。

（1）致伤原因

飞行员、空乘人员或乘客在飞机俯冲时，潜水员在下沉时，外界大气压、水压增加，窦口阻塞致窦内外压力不一致可导致损伤。在气压改变较大的环境中工作，易患鼻窦气压损伤。也有少数患者是由乘坐高山索道所致。患感冒或上呼吸道急性感染，急、慢性鼻炎，鼻息肉、鼻甲肥大、鼻中隔偏曲、变态反应性鼻炎时，更易患本病。

（2）临床表现及诊断

轻度：鼻窦区疼痛尚可忍受，X 线检查鼻窦出现模糊影。重度：鼻窦区疼痛难以忍受且有流泪和视物模糊，X 线或 CT 检查提示鼻窦出现血肿。

（3）治疗方法和原则

治疗原则为使鼻窦恢复通气功能，可用血管收缩药，如 1% 麻黄素滴鼻液滴鼻。

休息、局部热敷或超短波透热理疗，内服镇痛药物，病变轻者能迅速痊愈。有感染者，可给予磺胺类药或抗生素类药物治疗。对有鼻炎或鼻窦炎的患者，用 1% 麻黄素滴鼻液滴鼻，清理鼻腔分泌物，保持窦口通畅。若在飞行后发生严重症状者，可置患者于低压舱内，逐渐调整气压，保持窦内与外界气压的平衡，防止发展为重症。对重症患者可行鼻内镜下功能性内镜鼻窦手术。

14.6 创伤性脑脊液鼻漏

脑脊液鼻漏指脑脊液经颅前窝底、颅中窝底或其他部位的先天性或外伤性骨质缺损、破裂处流入鼻腔。

（1）致伤原因

外伤常见于工伤、车祸、战伤及医源性损伤。筛骨筛板和额窦后壁骨板甚薄，并与硬脑膜紧密相连，外伤时若骨板与硬脑膜同时破裂，则发生脑脊液鼻漏；颅中窝底骨折可损伤较大蝶窦的上壁而致脑脊液鼻漏。中耳乳突天盖或咽鼓管骨部骨折造成的脑脊液漏可经咽鼓管流到鼻腔，称为脑脊液耳鼻漏；筛骨筛板骨折所致的脑脊液鼻漏发生率最高。脑脊液鼻漏可在受伤时立刻发生，也可在伤后经过一段潜伏期才发生。医源性脑脊液鼻漏多由手术创伤所致，如行鼻窦手术时损伤筛板、额窦后壁或蝶窦上壁均可发生脑脊液鼻漏。

非外伤性主要由脑肿瘤及先天性脑积水所致的颅内高压造成。

（2）临床表现和诊断

将外伤时鼻孔流出的血性液体滴到纱布上，其痕迹的中心呈红色而周边清澈，或鼻孔流出的无色液体置于手帕，干燥后手帕不发硬者，应考虑为脑脊液鼻漏，可与变态反应性鼻炎相鉴别。鼻孔流出的液体清澈、无色，在低头用力、压迫颈静脉等情况下流量增加，提示脑脊液鼻漏可能。

葡萄糖定量分析可确定诊断，脑脊液葡萄糖的含量在 1.7 mmol/L 或 130 mg/100 mL 以上。脑脊液瘘孔定位诊断对进一步治疗十分重要，主要方法：①鼻内镜法，依次仔细检查鼻顶前部、后部、蝶筛隐窝、中鼻道、咽鼓管咽口等部位。若未见到脑脊液鼻漏，可压迫双侧颈内静脉，使颅压增高，以察看脑脊液从何处流入鼻腔。若脑脊液来自鼻顶者，瘘孔在筛骨筛板；来自中鼻道或额隐窝者，瘘孔在额窦；来自蝶筛隐窝者，瘘孔在蝶窦；来自咽鼓管者，瘘孔可能在鼓室或乳突。外伤性瘘孔据统计以筛板、筛骨顶多见，其次为蝶鞍。②头颅及鼻部CT 和 MRI 对外伤性瘘口的定位诊断具有重要价值。薄层 CT 有时可显出鼻窦内积液及瘘口部位。同位素椎管注射，ECT 检查瘘孔定位发现率较高。

（3）治疗方法及原则

外伤性脑脊液鼻漏大部分可用保守疗法治愈，包括预防感染，预防颅压增高措施，创造条件促进瘘孔自然愈合，一般均采用头高30°卧向患侧，使脑组织沉落在漏孔处，以利贴附愈合。同时应清洁鼻腔或耳道，除严重鼻出血外，一般不做鼻腔填塞及冲洗；避免擤鼻、咳嗽及用力屏气，预防便秘，限制液体入量和食盐摄入量，适当应用减少脑脊液分泌的药物，如乙酰唑胺，或采用甘露醇利尿脱水。必要时亦可行腰椎穿刺引流脑脊液，以减少或停止漏液，使漏孔得以愈合。绝大部分脑脊液鼻漏和耳漏患者，经过 1～2 周的姑息治疗而获愈。对瘘孔位于筛骨筛板前部者，可在表面麻醉下，用 20% 硝酸银在明视下涂于瘘孔边缘的黏膜上，造成创面以促使愈合。在涂腐蚀剂时切忌过深，以免引起脑膜炎。

在保守治疗 3～4 周无效时，可考虑行手术治疗。

1）手术适应证。①脑脊液鼻漏伴有气脑（颅脑积气）、脑组织脱出、颅内异物。②合并反复发作的化脓性脑膜炎。③迟发性外伤性脑脊液鼻漏保守疗法愈合后又复发者。由于手术或肿瘤引起者尽可能及时予以修补。

2）手术方法。分颅内法与颅外法。

①颅内法：多由神经外科自额前开窗进入颅前窝，于硬脑膜外或硬脑膜内用筋膜修补瘘口。若骨质缺损过大，可用额骨内板修补。颅内法手术创伤大，适用于瘘口大、颅外法难以修补者。

②颅外法：多采取以下几种进路进行修补。

经鼻内镜进路：应用鼻内镜不仅易于寻找瘘孔，且可准确进行修补。鼻内镜检查确认瘘孔后，在内镜下去除瘘孔区肉芽和炎性组织，并适度扩大瘘孔，直视脑脊液自瘘孔搏动性涌出。可根据瘘口所在部位不同选用不同组织修补，若瘘口位于筛板，多采用颞肌筋膜，覆盖于瘘口，外覆捣碎的肌肉；若瘘口在鞍区，用筋膜封闭瘘口，采用颞肌呈哑铃状填塞，必要时外用中鼻甲或鼻中隔软骨后部转位固定，观察无脑脊液漏为止，再用大块肌肉和筋膜依次封闭瘘孔，并用组织黏合剂（如纤维蛋白胶）固定，最后用止血吸收性明胶海绵和带有抗生素的碘仿纱条填塞固定，10～15日后分次取出。

经鼻外筛窦进路：自鼻外切开，咬除鼻前外侧壁骨质，去除部分泪骨、筛骨纸板和筛窦气房，向上显露额窦底及颅底鼻侧，寻找瘘孔。鼻漏若在额窦底，则刮除窦内黏膜，用阔筋膜和肌肉填充窦腔；鼻漏若在颅底，可利用漏孔周围的新鲜创面，将筋膜及捶打过的肌肉自漏孔塞入，表面再覆盖一层筋膜，若瘘口大，可将中鼻甲或鼻中隔后段转位后支撑加固筋膜，表面再放一层吸收性明胶海绵，用碘仿纱条填塞。

经口－鼻－蝶窦进路：此进路适用于蝶鞍区脑脊液鼻漏修补术，如垂体瘤手术后复发发生鼻漏者，手术进路自上唇龈沟正中横切口经鼻中隔到蝶窦进行瘘口修补，修补步骤与鼻外筛窦进路相同。

颅鼻联合进路：是一种新的手术方法，其要点是将前额带血管蒂肌－帽状腱膜－骨膜瓣引入鼻内，沿鼻顶或已开放的筛窦上壁向后直达蝶窦修补漏孔。适用于蝶窦区及蝶鞍区漏，硬脑膜破孔较大，漏液较多，用其他方法和游离移植物难以奏效，或经其他手术方法修补失败者。手术分2步：第1步前额冠状切口，切取前额带血管蒂肌－帽状腱膜－骨膜瓣，然后凿开额窦前壁做蒂骨窗，清除窦内黏膜，打开额窦底壁，自额窦后壁进入颅前窝底前部或筛骨水平板，用电钻将颅前窝打一小孔通入鼻腔顶或筛窦顶，孔口恰能通过带蒂组织瓣即可；第2步行鼻外筛窦进路，切除筛窦前壁和上壁，显露额窦底及颅前窝底，向后至蝶窦，开放蝶窦前壁，清除蝶窦内黏膜后找到瘘孔，将前额带蒂组织瓣经额窦颅前窝底送入鼻内并沿鼻顶填入蝶窦修补瘘口。前额骨窗复位，依次逐层缝合。

（4）术后处理

全身应用广谱抗生素直至纱条抽完。应用脱水剂。术后前 1 日予以 20% 甘露醇 250 mL，每 12 小时 1 次，快速静脉滴注。以后每日 1 次，持续 4～5 日。地塞米松 5 mg 静脉滴注，1 次 / 日。平卧位，术后 1 周内禁止下地活动，防止咳嗽及便秘。加强局部换药，皮肤切口 7 日拆线，鼻腔填塞纱条 10～15 日分次抽完。

（5）并发症和后遗症

①嗅觉减退或丧失：鼻外筛窦进路和前额进路手术容易伤及嗅神经和嗅黏膜。②颅内感染：窦腔内有炎性黏膜未清除干净，或移植物感染坏死所致。③鼻中隔穿孔：经鼻中隔进路手术容易发生。④额骨骨髓炎：前额伤口感染，或骨窗与额窦相通，窦内黏膜未刮干净感染所致。

14.7 外伤性视神经损伤

（1）致伤原因

鼻窦或眶骨损伤合并视神经管骨折。外伤后视神经受周围组织的压迫、感染、局部缺血和脑脊液压力增高等造成损伤，可以为单一原因致病，也可以为多种病因协同作用。

（2）临床表现及诊断

有头面部外伤病史，特别是有来自额部和眉弓上方的外力。伤后视力急剧下降或消失。患侧瞳孔直接对光反应消失，但间接对光反应存在。早期视盘正常。根据病史和体征不难诊断。据统计，CT 诊断视神经管骨折者阳性率为 81.3%；视神经水肿者阳性率为 55.6%。眶部 CT 检查总的阳性率为 66.7%，且无假阳性结果。可见眶部 CT 检查对该病的诊断，特别是对损伤部位的判定具有诊断价值。但 CT 结果为阴性也不能除外该病的发生，CT 对视盘水肿的诊出率较低。视神经轴向高分辨 CT 检查和辅以 MRI 检查有利于提高检查的阳性率。

（3）治疗方法

大剂量应用类固醇等药物治疗已被广泛接受。至于手术的时机和适应证的选择，有观点认为伤后 1 周内 0.1 m 可见指数者可手术治疗。亦有观点认为颅脑外伤后出现视力障碍者，只要诊断为视神经损伤而无眼球损伤者，都应在应用大剂量类固醇药物治疗的同时行视神经减压术。

目前应用的手术进路主要有鼻外筛窦进路、鼻内筛窦进路、经上颌窦进路、鼻内鼻外联合进路。先开放筛窦后组气房及蝶窦前壁进入蝶窦内，于蝶窦外侧壁找到视神经管隆突，认清视神经管和颈内动脉管向蝶窦内的压迹，然后将视神经管内侧壁去除 1/3，用小镰状刀切开视神经鞘膜和前端的总腱环行视神经减压。影响疗效的主要因素还有视神经损伤程度和伤后出现视力障碍的时间。有统计发现术中明确发现有视神经管骨折和视神经损伤者手术的有效率为 56.3%，损伤越重效果越差。而术中仅有视神经管段水肿而无视神经管骨折者则为视神经轴索损伤，手术的有效率为 66.7%。

（龚龙岗　李巧玉　谭聪明　陈萌）

15. 鼻窦与颧骨损伤

（1）致伤原因

平时以工伤及交通事故为主；战时各种火器伤，以枪弹及弹片伤多见。

（2）临床分型

一般可分为颧骨骨折、颧弓骨折、颧骨和颧弓联合骨折，以及颧骨与上颌骨复杂骨折等，而颧弓骨折又可分为双线型及三线型骨折。Knight 和 North 提出 6 型分类法：①无移位骨折；②颧弓骨折；③颧骨体骨折向内下移位，不伴转位；④内转位颧骨体骨折，左侧逆时针向，右侧顺时针向或向中线旋转，X线表现为眶下缘向下，颧额突向内侧移位；⑤外转位颧骨体骨折，左侧顺时针向，右侧逆时针向或远离中线旋转，X线表现为眶下缘向上，颧额突向外侧移位；⑥复杂性骨折。颧骨、颧弓火器伤的特点：由于颧骨质地较致密，子弹穿入后多呈洞形粉碎性骨折，容易并发上颌骨及鼻骨骨折；大片弹片击伤时，可使颧骨与颧弓碎裂、扭曲、下陷移位；并发严重颅脑损伤时，可见明显的眼睑及球结膜下血肿，眼球内陷或下陷，眶下缘呈台阶状及眶上、眶下神经损伤等。

（3）临床表现和诊断

1）面部塌陷。颧骨、颧弓骨折后骨折块移位方向主要取决于外力作用的方向，多发生内陷移位。在伤后早期，可见颧面部凹陷；随后，由于局部肿胀，凹陷畸形并不明显，易被误认为单纯软组织损伤。待数日后肿胀消退，又出现局部塌陷。

2）张口受限。由于骨折块发生内陷移位，压迫颞肌和咬肌，阻碍喙突运动，导致张口疼痛和张口受限。

3）复视。颧骨构成眶外侧壁和眶下缘的大部分。颧骨骨折移位后，因眼球移位、外展肌渗血和局部水肿或撕裂的眼下斜肌嵌入骨折线中、限制眼球运动等而导致复视。

4）瘀斑。颧骨眶壁有闭合性骨折时，眶周皮下、眼睑和结膜下可有出血性瘀斑。

5）神经症状。颧骨上颌突部骨折可能损伤眶下神经，致使该神经支配区有麻木感。骨折时如同时损伤面神经额支，则发生眼睑闭合不全。

6）鼻出血。颧骨与上颌窦关系密切，骨折时常合并上颌窦外侧壁损伤，窦内出血往往从鼻腔流出。

7）鼻颏位X线和CT检查（图40）。了解骨折情况，以及上颌窦外侧壁、眶底壁有无合并损伤。

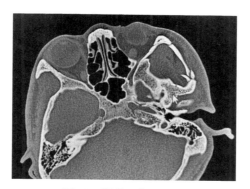

图 40　颧骨、颧弓骨折

（4）治疗方法和原则

颧弓骨折无明显移位，可采用保守治疗，无须复位固定。

颅面畸形，张口受限，复视及有眼科症状者，均应早期复位，并视情况固定。颧骨骨折复位常用方法有 3 种。①单钩牵引复位法：在皮肤上做一小切口，用专制的牵引复位器械进行复位。②切开复位骨间固定法：对于用牵拉或推动不易复位的嵌入性骨折，或移位较大的颧骨、颧弓骨折，可采用切开复位内固定法。沿眶外侧做弧形切口，暴露眶外侧缘断端，沿断端向颧骨根处分离，用骨膜分离器向上、向外将下部分的颧骨复位；若眶缘也有骨折错位，同时复位后于骨折断端各钻一小孔，用不锈钢丝固定，也可用钛合金钢板固定，最后行软组织及皮肤缝合。额骨眶突和颧骨额突处要牢固固定，因此处是悬吊颧骨复位的关键部位。③上颌窦填塞复位法：合并上颌窦外侧壁骨折向上颌窦内移位，可按柯－陆手术自上颌窦前壁开窗，从窦内抬起下陷骨质，窦腔内填入碘仿纱条支撑，从下鼻道对孔引出，1 周后从鼻腔抽出纱条。

颧弓骨折的复位方法有 3 种。①巾钳复位法：适用于单纯颧弓骨折。局麻下利用巾钳的锐利钳尖刺入软组织并卡住下陷的颧弓，向外牵拉复位。②口内切开复位法：适用于颧骨、颧弓联合骨折。在颧颊沟上颌粗隆之后，黏膜纵行切开 1 cm，分离黏膜下组织，沿嚼肌深面向上分离达颧弓下，伸入骨膜分离器向外用力撬，骨折复位后缝合黏膜切口。注意术前口腔黏膜严格消毒，术后全身应用抗生素预防感染。③颞部切开复位法：从颞部发际缘沿颞血管走行方向做 2 cm 长切口，切开颞筋膜，沿颞筋膜和颞肌方向伸入细长骨膜剥离器至颧骨及颧弓，将其复位，缝合切口。对开放性骨折者应彻底清创，术后常规应用破伤风抗毒素及抗生素。

（龚龙岗　李巧玉　谭聪明　陈萌）

16. 眶周与鼻窦损伤

击出性骨折（blow-out fracture）又称眶底爆折。Lang 在 1889 年首次报道 1 例由于眶底骨折引起眼球内陷和复视的病例，Smith 在 1957 年正式将其命名为击出性骨折，并被耳鼻咽喉学界采纳。

（1）致伤原因

按发生频次依次为车祸、拳击、钝器伤、跌伤等。有关致伤机制，一种学说认为眼前部受到钝器撞击，眶内组织向眶尖部挤压使眼内压急剧上升，压力传至眶壁，致眶壁薄弱处发生骨折，可使眶内软组织疝入上颌窦内，并被嵌顿；另一种学说认为眶内压骤增不能立刻引起眶底骨折。作用于眶缘外力先使整个眶壁发生一过性变形屈曲然后造成骨折。

（2）临床分型

1）线型无骨折片移位。

2）天窗型移位的骨片常在内侧部保持连接，另一端突入上颌窦内，呈天窗状。

3）嵌板型骨折成为多数碎片，致眶底下坠，如吊床状。

4）凿开型骨折片落入上颌窦内。

5）眶底全部脱位。

（3）临床表现及诊断

局部症状：眼睑肿胀，皮下淤血，结膜下出血，皮下气肿及眶内气肿。患侧眼球不能向上转动。

复视：为眼下直肌及下斜肌嵌顿于骨折缝隙所致。两眼向上或向下看时出现此症，常于急性反应消退后出现。神经损伤、眼球向下移位、眼球内陷也是引起复视的原因之一。眶缘触诊有阶梯状变形和移位。

眼球下移：为眶内软组织坠入上颌窦内所致，用一根线在眼前水平拉直，可看出伤侧瞳孔较健侧低。

眼球内陷：早期因眶内水肿、出血，仅呈眼球突出，伤后数日反应消退可出现眼球内陷。主要因为眶腔增大和眶内脂肪疝入上颌窦所致，同时与眶内脂肪感染坏死、球后粘连，以及眼外肌瘢痕缩短等晚期病变也有重要关系。有时伴有上睑假性下垂、眼裂横位缩短等表现。

眼球运动受限：常为眼球垂直轴运动受限，发生机制尚无定论。眶内压骤增学说认为是下直肌嵌顿于骨折部位所致。可行下直肌牵引试验：结膜囊内表面麻醉，用眼科有齿钳从巩膜挟住下直肌肌腱，使眼球转动，若已被嵌顿，则眼球向上运动受限，可与健侧比较。用镊子夹持下直肌腱膜，证明眼球旋上运动已恢复者为阴性。

眶下神经分布区麻木：为眶下神经损伤所致。麻木范围为下睑、颊部、鼻翼和上唇。此症也发生于眶下缘骨折，并非击出性骨折所特有。约半数患者麻木可在 1 年内消退。

视力障碍：为眼球或视路损伤所致，发生率为 20% ～ 30%。

其他严重者合并鼻骨、筛骨纸板、上颌骨及颧骨骨折。

X 线摄鼻颏位、额位及侧位片显示上颌窦顶部有不正常的软组织影；可见眶内组织脱入上颌窦顶部，呈悬垂状阴影；有时可见眶底骨片突入上颌窦中；眶底骨质缺损。眶部 CT 扫描：轴位及冠状面 CT 扫描能清晰地显示骨折状态和眶内容物脱出程度，三维成像也可显示面部其他骨折（图41、图42）。

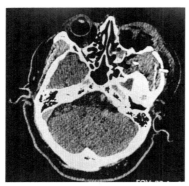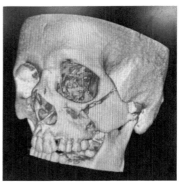

图41　左侧眶骨骨折　　　图42　三维成像显示眶骨周围
面骨骨折

（4）治疗方法和原则

发现眼球内陷、复视和下直肌嵌顿，X线或CT扫描显示眶下壁破坏，应暂观察1周，待眶部肿胀消退后再行手术，松解已嵌顿的下直肌，回纳脱入上颌窦内的眶内软组织，并行眶底骨折复位。若观察超过3周，则伤处发生骨性愈合，手术困难。如为单纯性眶底骨折无眼球内陷和复视者，可继续观察2周。无上述症状者，可行保守治疗。

手术治疗多采取以下3种进路。

上颌窦进路：麻醉和切口与上颌窦根治术相同。凿开上颌窦前壁，吸出窦内血块，伸入70°内镜观察上颌窦上壁情况，将游离的下直肌向上推入眶内，用大的剥离器使骨折片复位。上颌窦内侧壁打对孔，用碘仿纱条填入支撑。填塞物10日左右抽出。

下睑睫毛下切口进路：于下睑睫毛下沿皮肤自然皱纹做横切口，分离眼轮匝肌至眶缘，在皮肤切口中部，缝一丝线将皮瓣向下牵引，显露眶下缘，横行切开骨膜，自眶底骨膜外进行广泛分离，探查眶底骨板，找到骨折处，松解被嵌顿的下直肌和其他眶内组织，将其拉入眶内，根据眶下壁骨缺损的大小与形状，取自体骨或人工材料，盖于骨缺损处修复眶底。

下穹隆切口进路：沿下穹隆做切口，向内、外眦延伸，剥离内、下、外三个眶壁的骨膜。探查眶底骨质缺损，松解嵌顿的下直肌，并将其和眶内软组织一同回纳眶内。根据具体情况行眶底修复术。此进路可将眶底充分暴露，便于操作，并避免了面部瘢痕。

（5）并发症和后遗症

主要并发症为眼部损伤：①视力减退，主要为骨折、血肿压迫所致；②视网膜剥脱及脉络膜破裂；③玻璃体积血；④晶体脱位或半脱位；⑤虹膜瘫痪、破裂，瞳孔固定、扩大，继发青光眼；⑥角膜外伤，溃疡；⑦未处理的眶底爆折可遗留永久性眼畸形及复视。

（龚龙岗　李巧玉　谭聪明　陈萌）

17. 鼻眶筛区骨折

鼻眶筛区骨折指联合发生于鼻、筛窦、内眶区的骨折，可以单独发生，也可以伴发颅面其他骨折。由于鼻眶筛区解剖结构复杂，且与眶、颅等重要结构相邻，若早期漏诊或治疗不正确，不仅产生功能障碍和面部美学缺陷，还会给后期的治疗带来明显的困难。其临床表现复杂，治疗要求高且复杂。

（1）外科解剖

鼻眶筛区又称为鼻眶筛复合体，位于面中部的中央偏上，其骨性结构由鼻骨、泪骨、筛骨、上颌骨额突、额骨构成，各骨相互交错，相对脆弱。当外力作用于鼻眶筛前部时易塌陷，向后、向外移位，出现内眦距增宽、鞍鼻畸形，还可能并发额窦骨折、前颅凹骨折、眼球损伤等。

筛窦小房之间由极薄的骨片隔成"蜂窝"样结构，脆而易碎。筛窦的血供由筛前动脉和筛后动脉供应，外伤可导致血管撕裂，发生眶内出血。额窦位于眉弓后方的额骨内外两层骨板之间及筛窦的前上方，借鼻额管开口于中鼻道，鼻眶筛区骨折可累及鼻额管导致额窦引流不畅而患炎症。

内眦韧带牵拉上下眼睑，利于泪液的收集与排泄，并对眼轮匝肌的附着稳定性及开闭眼运动起到支持作用。内眦韧带损伤松脱，可造成远内眦畸形、内眦圆钝、溢泪等。泪道是鼻眶筛区另一个重要的软组织结构，鼻眶筛区骨折可压迫或离断泪道，伤后出现溢泪、泪囊感染等。

（2）分类

1991 年 Markowitz 根据骨折与中央骨段及韧带的关系将骨折为以下 3 型。

Ⅰ型：中央骨段整块骨折，无移位或轻度移位，内眦韧带未剥离，治疗以复位骨折为主。

Ⅱ型：中央骨段部分粉碎、移位，但内眦韧带未从骨片上剥离，骨折经复位后可以用接骨板固定。

Ⅲ型：中央骨段粉碎性骨折，内眦韧带剥离。中央骨段需要植骨重建，内眦韧带需要重新附着。

其中Ⅰ型较少见，Ⅱ、Ⅲ型约占 90%。

（3）临床表现

急性期表现为鼻出血、鼻背和眶周瘀斑、眶周和结膜下出血。肿胀消退后，可出现眦距增宽、内眦角圆钝、鼻梁塌陷、鼻尖上翘等畸形。伴发颅底骨折时，可出现颅腔积气、脑脊液鼻漏等症状。部分患者还可出现不同程度的嗅觉丧失、眼球内陷、眼运动障碍及复视。

通过"眼睑牵拉试验"检查内眦韧带是否松脱，如果内眦韧带失去"弓弦"样绷紧的感觉，说明内眦韧带松脱。

利用高分辨率 CT 可以明确骨折，对轻微、无明显骨折移位的患者，普通 CT 容易漏诊，可仔细触诊鼻骨与内眦韧带相连的眶骨骨缘，若感觉有动度、捻发感，提示有骨折并且骨块不稳定，需行手术切开固定，反之则不必手术治疗（图 43）。

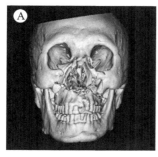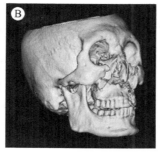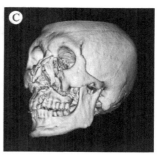

A. 正位；B. 右斜位；C. 左斜位。

图 43　车祸气囊弹出致面鼻眶筛区粉碎性骨折

（4）治疗

早期骨块可移动，且无骨架和软组织瘢痕形成，手术越早，临床治疗效果越好。但患者有昏迷、脑脊液漏、颅内感染、休克、严重胸腹 / 四肢感染时，不宜立即手术，应待全身情况稳定后再行手术整复。

早期手术的重点内容包括复位和固定中央骨块及内眦韧带；重建眶壁，恢复眼眶容积；重建外鼻支架，恢复鼻外形。后期由于骨折移位畸形愈合、瘢痕挛缩，常出现鼻背塌陷、内眦移位变形、眼球内陷等严重畸形，常需借助手术截骨、假体材料等才能达到一个满意效果。

1）中央骨段的复位与固定。由额骨鼻突和上颌骨额突分离找到中央骨段，确认内眦韧带附着点。Ⅰ型骨折的眶缘完整，内眦韧带附着未剥脱，骨段解剖复位后，用接骨板固定。Ⅱ型骨折的中央骨段虽然粉碎或游离，但内眦韧带附着未剥脱，识别骨段移位并予以复位固定，再用 0.3 mm 的钢丝 / 丝线经中央骨段钻孔穿鼻结扎，以保持中央骨段的位置和内眦间正常距离，钢丝 / 丝线穿鼻点应位于泪窝上后方。Ⅲ型骨折的中央骨段碎裂，内眦韧带剥脱，并常伴有眶壁、眶缘和梨状孔边缘骨折，手术应首先恢复破坏的骨结构，通过复位骨折片、修补骨缺损和坚固内固定完成眶壁和中央骨段的重建，然后再用钢丝 / 丝线将内眦韧带经鼻悬吊于眶内壁植骨片上。

2）内眦韧带悬吊。内眦韧带由 3 支致密的纤维结构组成，前支附着在泪前嵴，后支附着于泪后嵴，上支分布散在泪囊窝和额骨的鼻突。主要作用是对抗眼轮匝肌的颞向拉力，维持内眦外形，支持和保护泪道系统。内眦韧带损伤后撕脱移位原因：①被骨折片或致伤物直接切断；②韧带连同附着的骨片与骨直接分离；③骨支架塌陷，韧带随之松脱移位。

单侧者将内眦韧带悬吊固定在泪后嵴的后上方。如果双侧韧带均需悬吊，则可对穿结扎固定。复位手术的关键是无张力复位，手术时应对眶内壁、眶底广泛的眶骨骨膜剥离松解，使内眦韧带在无张力或张力较小的情况下牵拉复位至预定位置。此外，复位时应注意钢丝及丝线的切割作用，使用钢丝固定时防止穿入颅内。

3）外鼻正常形态的重建。外鼻正常形态的重建包括上方的骨性支架和下方的软骨支架量部分。因该骨折后往往涉及整个外鼻，故治疗应考虑恢复整个鼻支架的正常结构，尤其是鼻中隔骨折的诊治应引起重视，后者往往是骨折术后效果欠佳的重要原因。整复原则：①恢复外鼻的锥体形态，重建外鼻高度和长度；②重建鼻尖高度；③中隔复位和重建；④鼻外侧壁的加强；⑤鼻眶窝重建。

4）额窦骨折的处理。单纯窦前壁无移位性骨折采用保守治疗即可；如果骨折移位造成局部凹陷则需开放复位，并用微型接骨板固定；如果骨折粉碎不能拼接，应予以清除，然后用颅骨外板修补，也可以用钛网修补；额窦后壁骨板较厚，骨折后一般不会发生移位，但当 CT 提示后壁骨折有凹陷移位时，则应手术探查，予以复位，并注意发现脑脊液漏，同期进行修补。额窦骨折如果术前怀疑损伤了鼻额管，或在术中发现窦腔内分泌物淤积，或用带颜色的生理盐水冲洗额窦证实鼻额管堵塞，均应做窦黏膜处理。窦后壁和窦底骨折较容易伤及鼻额管，手术处理窦壁时应常规探查鼻额管，当发现鼻额管部分堵塞时，可以在鼻额管内滞留一根硅胶管建立引流，2 周后撤出；当发现鼻额管完全堵塞时，应彻底刮除窦黏膜和鼻额管黏膜，然后用碎骨片或筋膜填充额窦。

（5）手术进路

1）面部软组织创口或小切口进路。可利用患者面部软组织原有的挫裂或撕裂伤口或面部鼻梁鼻根正中、下睑下、口内上前庭沟小切口进路，完成手术。主要用于不能选择冠状切口的患者、老年患者、对美学要求不高的患者。

2）冠状切口进路。该切口可暴露鼻筛区、额窦、眶上缘、侧缘，特别适合合并面中部其他骨骼骨折者，但常需附加口内、下睑下切口。同侧颞窝凹陷、毛囊破坏造成线性脱发，有可能损伤眶上神经和滑车神经，对面中部的暴露不佳，限制了其临床应用。

3）面中部脱套进路。利用本进路可充分使面中部上翻脱套，额鼻缝、颧骨颞突可充分显露，术后患者无鼻前庭狭窄和肌肉皱襞阻碍呼吸，同时可辨认泪前嵴，能有效避免泪囊损伤。

（龚龙岗　刘文军　谭聪明　李巧玉）

18. 鼻窦、颧骨、眶周损伤

颧骨本身一体四突，形如菱形，中心体硬而四突薄弱，这种解剖特点决定其本体不容易出现骨折，而较多的是与其邻接骨或邻接骨薄弱处发生骨折，故颧骨骨折常波及邻接诸骨，如上颌骨、眶骨、蝶骨、鼻骨和颞骨等，故又称为颧骨复合体骨折或颧眶复合体骨折（图44），占颌面部骨折的 18% ～ 40%。单纯的颧骨体骨折只占颧骨复合体骨折的 18% ～ 35%。合并最多的骨折为上颌骨骨折，占 45%，其次为鼻骨骨折占 40%，下颌骨骨折占 12%，鼻眶筛区骨折占 7%，伴有其他脏器损伤（颅脑损伤或内脏损伤或四肢骨折）者占 20%。由于颧骨是上颌骨和颅骨之间的主要连接支架，因此颧面部外伤时常涉及邻近骨伤，多发性骨折是颧骨复合体骨折的一个重要特点，有时合并颅脑外伤，伤后延期接受专科治疗而成为陈旧性骨折的为数不少。现代颧骨复合体骨折的治疗已从"改善功能，兼顾外形"转变为"功能和外形并重"，并朝计算机辅助和设计的精确修复方向发展（图45）。

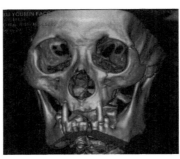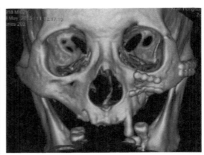

图44 左侧眶颧复合体骨折　　图45 左侧眶颧复合体骨折术后
（钛板）

　　颧骨复合体骨折的治疗，应该兼顾患者的外形和功能，同时考虑患者的年龄、全身情况、经济条件和治疗意愿等而做出综合选择，包括恢复正常的开口度、对称的面形、面部的感觉和眼睛的功能等。必须指出，在严重移位和粉碎性骨折的病例中，要得到充分的复位是比较困难的。

　　根据骨折的类型、移位的程度、合并伤和患者的具体情况，可选用头皮冠状切口和局部小切口，也可分闭合复位和开放复位，目前采用局部小切口较多。

　　以往提出的一些"闭合"复位方法，如经皮小切口单齿钩复位法、经颞部发际内小切口（Gillies进路）复位法，由于复位不完全或复位后有再次出现骨块移位的情况，进而造成治疗上的重复。加拿大的Czerwinski等研究了颧骨骨折的Gillies进路复位法与切开复位内固定方法的费用差异，发现虽然Gillies进路法初次治疗的费用较切开法少，但因整复后面部不对称、眼球内陷等而需二次手术，总的费用比开放性手术的费用还多；另有研究指出，闭合复位后眶下神经分布区长期感觉障碍的概率要比开放复位高得多，原因是复位不全、骨折断端或残片仍压迫神经。临床上颧骨复合体骨折闭合复位后因效果可能不佳，有的甚至引起医疗纠纷，我们建议同行慎用。

Zingg 报道颧骨骨折术后面部不对称的发生率为 13%。成功的颧骨复合体骨折的复位必须注意对以下 5 个解剖区域的正确复位：颧颞缝、颧蝶缝、颧上颌缝、额颧缝和眶底。伴上颌骨骨折及颧骨、颧弓粉碎性骨折的患者，颧骨复位缺乏标志，单纯骨折线的对位对线复位颧骨，常不能使颧骨准确复位，术后出现面宽过大、颧突过低的不对称畸形。而其中有学者根据尸体研究指出，即使颧上颌缝和额颧缝已准确复位，颧蝶缝仍可有错位，颧骨本身可能仍有前突或后缩，但一旦颧蝶缝解剖对齐后，颧骨即可解剖复位，故认为颧蝶区正确复位是颧骨复合体三维解剖复位的标志。

患者若合并全身其他部位和重要器官的创伤，颧骨复合体骨折常会拖延治疗。一般来说，对于早期的颧骨复合体骨折，手术整复较容易，而且效果较好。而延期或晚期的手术，常因骨折处已形成纤维骨痂和继发骨痂，难以准确复位，常需正颌外科治疗才能解决面部外形和咬合问题。

理想的手术切口进路应该具备以下条件：骨折段显露充分，便于手术操作，面部结构损伤少，美容效果好，继发面部瘢痕畸形不明显。切口包括头皮冠状切口、口内前庭沟切口、下眼睑切口，眉弓内侧或眉弓外侧切口等。根据病变情况选择合适的手术切口。内固定材料可选择微型或小型钛板，或可吸收接骨板。

（龚龙岗　刘文军　谭聪明　李巧玉）

19. 颧弓与颧骨损伤

颧骨、颧弓是面中部双侧较为突出的骨性支架，易遭受直接暴力的打击而发生骨折。颧弓细长而呈弓状，颧骨结实而宽大，两者相比，颧弓骨折尤为多见。

（1）临床表现

1）骨折移位。颧弓骨折段由于打击力的方向而向内移位，也可因咬肌的牵拉而向下移位，局部呈现塌陷畸形。但在受伤数小时后，由于局部反应性肿胀，塌陷畸形变得不明显，此时容易造成漏诊。颧骨的骨折移位可造成面侧方塌陷或增宽畸形。

2）开口受限。明显内陷的颧弓骨折段可以压迫颞肌并阻碍下颌冠突的运动，造成开口受限。内陷不明显的骨折，则可出现轻微开口受限或无开口受限症状。

3）复视。颧弓构成眶外侧壁和眶下缘的大部分，颧骨骨折移位后，眼内肌和外侧韧带也随之移位或受骨折片的挤压，眼球失去支持而发生移位性复视。一般移位 2 mm 以内者可以自行调整恢复，但重者可形成持久性复视。

4）出血和淤血。颧骨眶壁损伤后局部的出血可浸润到眶周皮下、眼睑和结膜下，导致眶周围组织形成明显青紫色瘀斑。如骨折伴有上颌窦黏膜破裂出血，可伴有患侧鼻腔的出血。

5）神经症状。若伤及眶下神经，可出现眶下区皮肤麻木。若面神经颧支受损，可出现患侧眼睑闭合不全。

（2）影像学检查

CT 可以明确骨折的部位和移位的方向，判断骨折与眼眶、上颌窦及眶下孔的关系。

（3）诊断

根据临床特点及影像学检查，诊断并不困难。值得指出的是，由于颧骨骨折多与邻骨骨折同时发生，包括上颌骨、颞骨颧突、额骨颧突和蝶骨，又常称为颧骨复合体骨折。

（4）治疗

单纯线性骨折无移位变形者，可不做处理；骨折断端明显移位、软组织嵌顿、神经卡压伴功能障碍者应行手术干预。常见颧骨、颧弓骨折的复位方法如下。

1）口内切开复位法。在上颌尖牙至第一磨牙前庭沟黏膜移行处做切口，切开黏骨膜，沿颧牙槽嵴向后上方暴露颧骨体下方的骨折端，并可延伸到颧弓下方，然后用骨膜分离器向上外侧翘起移位的骨折段使之复位，用微型钛接骨板在颧牙槽嵴处固定，最后缝合伤口。

2）面部小切口切开复位法。在可选择患者面部外伤缝合处、眉弓、耳前发迹内做局部小切口，注意避开面神经颧支，切开皮肤、皮下组织，直达颧骨颧弓后上缘，然后用一钩状器械，将骨折段拉回或撬回原位，在额颧缝颧弓骨折处用微型接骨板做固定（图46、图47）。

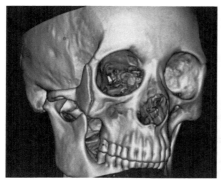 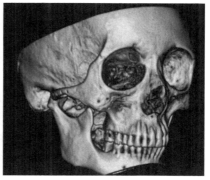

图46 右侧颧骨、颧弓骨折术前　　图47 右侧颧骨、颧弓骨折术后
（可吸收材料）

需要指出的是，对颧骨骨折只做一个部位的固定，固定力显然是不够的，可结合眶下或睑缘下切口、眉弓切口，至少做到3处内固定，才能使骨折稳定。

3）巾钳牵拉法。局麻下，用巾钳刺入皮肤，钳住下陷的颧弓，由后向外上牵拉复位。方法简单、易行，不需做切口，适用于单纯颧弓骨折。

4）冠状切口切开复位内固定。对于复杂的颧骨复合体骨折，颧骨由于4个突起的断裂、移位，复位后不容易稳定，需要足够的显露才能充分复位和固定，因此，可采用半侧冠状切口进路外加口内前庭

中国医学临床百家

沟进路，或者加用睑缘下进路，充分显露额颧缝及颧颌缝、颧弓和眶下缘区的骨折线，在直视下进行骨折复位和接骨板内固定。

5）颧弓根骨折的治疗。在骨折的颧弓根部，先复位矢状骨折的骨块，选择合适的位置用钛钉固定即可，钻入角度、深度应根据实际骨折情况而定，切莫钻入过深损伤颅内结构。

6）陈旧性颧骨骨折的治疗。对超过 3 周未及时复位的骨折，术前应做好测量，确定先截骨，估算骨块移动量及去除骨量，通过截骨矫正面宽和颧突畸形。超过 4 个月者，因骨块已愈合和改建，对塌陷畸形者可嵌贴植骨或贴片治疗。

（龚龙岗　刘文军　谭聪明　李巧玉）

20. 颞下颌关节损伤

颞下颌关节也称下颌关节，是颌面部唯一的左右双侧联动关节。由下颌骨髁突、颞骨关节面、居于两者之间的关节盘、关节周围的关节囊和关节韧带（颞下颌韧带、蝶下颌韧带、茎突下颌韧带）所组成（图 48）。

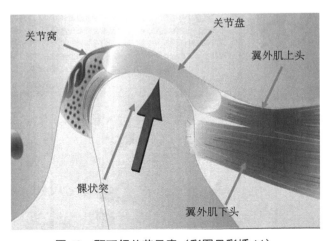

图 48　颞下颌关节示意（彩图见彩插 16）

颞下颌关节具有一定的稳定性和多方向的活动性（转动和滑动运动的左右联动关节）。其解剖和运动都是人体最复杂的关节之一。在肌肉作用下产生与咀嚼、吞咽、语言及表情等有关的各种重要活动。

颞下颌关节损伤包括扭挫伤、骨折、脱位、紊乱、强直等。如果没有及时治疗，严重时还会对患者局部活动造成影响，可以通过以下几种方法来改善。

第一，在急性期或损伤期要采取制动、休息，如不能剧烈的张口、闭口，同时要吃流食，不能咀嚼坚硬的食物，尽可能减少对受伤部位造成刺激。对受伤的部位进行热敷理疗，这样可以促进血液循环，有利于缓解颞下颌关节损伤带来的疼痛感。

第二，对于一些骨折脱位的患者要尽早进行复位，复位的方式可以通过手法复位，也可以采取手术切开复位，如果采取手术的话，还要结合相应的内固定。

第三，在经过上述治疗之后，还要辅助使用一些消炎、消肿、止痛、促进骨折恢复的药物来进行治疗。

第四，骨折患者宜早期行手术复位，避免长期损伤引起关节强直。

20.1 颞下颌关节骨折

颞下颌关节骨折包括下颌骨髁突骨折、颧弓根骨折、关节结节骨折、关节盘损伤/移位、关节囊破损。临床以下颌骨髁突骨折、关节盘损伤/移位、关节囊破损多见。颧弓根骨折、关节结节骨折相关问题见"颧弓与颧骨损伤"部分。

（1）髁突骨折

1）临床症状。颞下颌关节骨折多因颏部或对侧下颌骨受撞击导致的闭合骨折，其主要临床症状为张口受限、咬合关系紊乱。单侧髁突骨折，下颌骨偏向患侧，咬合关系咬合可发生变化，如偏侧咬合、前牙和部分后牙开合，耳前区畸形和压痛（图49、图50）。双侧髁突骨折时前牙开合，后牙早接触。髁突骨折时骨块多有移位，多与肌肉牵拉、升支部受力和推压有关。约有半数的髁突骨折，髁突骨折近心骨段即髁突头部受翼外肌牵拉发生前下内方移位或脱位。髁突骨折后除髁头或髁头骨碎块移位外，远心骨段即升支也可向上方移位，也有向外侧移位，还可完全脱出关节窝，甚至进入颅中窝，也有的引起外耳道骨折。表现为局部肿胀、疼痛、淤血或血肿、张口受限、咬合关系紊乱、后牙早接触、前牙开合与下颌运动功能障碍、张口偏斜、外耳道出血等临床症状。

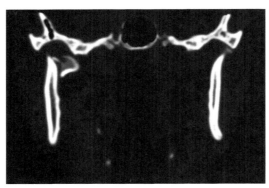 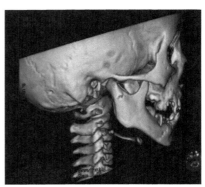

图 49　右侧髁突骨折（完全离断）　　图 50　右侧髁突青枝骨折（儿童）

2）临床检查。受伤部位表现为局部肿胀、压痛、张口受限、咬合关系紊乱、后牙早接触、前牙开合与下颌运动功能障碍及张口偏斜、有外耳道出血的患者，应鉴别是单纯外耳道皮肤裂伤、外耳道前壁骨折还是颅中窝骨折脑脊液外漏。可做口腔全景片、下颌骨三维CT 检查。三维重建影像在口腔颌面创伤中的应用已有共识，三维 CT可清晰显示髁突骨折的方位、移位程度、是否合并颅底骨折和外耳道前壁骨折。

3）临床诊断。髁突骨折的诊断一般不困难。可根据颌面部外伤史表现、检查，特别是下颌骨三维 CT 检查等的结果可清楚看到骨折线和髁突移位的情况，从而做出正确的诊断。

虽然早在 1805 年 Desaut 就发表了有关髁突骨折治疗的观点，然而 200 年来，对于髁突骨折的分类仍无统一观点。目前，髁突骨折的分类主要根据 2 个原则：①按骨折线的高低分为高位骨折（又称髁头骨折或囊内骨折）、中位骨折（髁颈骨折）和低位骨折（髁突基底部骨折）；②按骨折线的方向分为矢状骨折、水平骨折和冠状骨折。笔者团队对髁突骨折的分类根据骨折线类型分为高位骨折（又称髁头骨折或囊内骨折）、中位骨折（髁颈骨折）、低位骨折（髁突基底部骨折）、矢状骨折（骨折线垂直成矢状位）、冠状骨折（骨折线垂直成冠状位）和髁突粉碎性骨折（两条及以上的骨折线使髁突骨折成多块）。

4）治疗。对髁突骨折的治疗历来有保守治疗和手术治疗两种观点。有人主张保守治疗，有人主张手术切开复位内固定。双方都有一定的理由和大量的临床病例。

一般保守治疗的方法：在后牙区垫高 1 ～ 2 mm，单侧骨折者放在伤侧，双侧骨折者放在双侧；双侧上下颌骨正中部及前磨牙区放置颌间牵引钉，或上下牙弓安放牙弓夹板，然后在正中咬合位做颌间固定牵引，前牙区可做垂直方向的弹性牵引，以恢复正常的咬合关系。成人需固定 3 ～ 4 周，儿童约 2 周，辅助使用消肿等药物治疗，逐渐做张口训练。主张保守治疗的学者认为，髁突是下颌骨生长发育的中心，具有很强的再生与改建功能，加之关节囊和关节韧带有自行复位髁突的能力，经保守治疗骨折段逐渐复位并与升支愈合，因此，临床上大多数患者的保守治疗都能获得满意效果，长期以来，保守治疗作为一种安全、简便、经济的治疗方法被广泛应用于临床。儿童的髁突骨折以保守治疗为主，因为儿童修复骨折重建咬合的功能强，随着乳牙、恒牙的替换过程可以建立正常的咬合关系。特别需要指出的是，在保守治疗后，尤其要注意早期进行下颌功能锻炼，否则就可能发生不同程度的张口受限，甚至关节强直；儿童的早期活动很重要，有人甚至主张儿童下颌骨髁突骨折后如咬合关系无明显改变，又无明显疼痛时，可以不做固定。在张口训练过程中，下颌的生理运动可矫正因骨折而产生的偏位与后缩等情况。儿童髁突压缩性骨折，由于其发育中心的破坏而停止生长，伤侧较健侧髁突或下颌升支短小，到 15 岁左右出现偏颌或小颌畸形，成年后应行正颌外科手术，以改善容貌与功能。

髁突骨折治疗后，一般在 6 ～ 12 个月可完全恢复功能，髁突形态也已实现改建。也有人对髁突骨折做颌间弹性牵引固定时，磨牙区不放咬合垫，也能获得较好的治疗效果。

主张手术者认为保守治疗不能充分恢复咬合关系和下颌对称运动，后期易导致关节紊乱或关节强直。许多学者认为手术治疗髁突骨折更有利于髁突功能和外形的恢复。近年来，在英国进行的一项全国性多中心统计显示，采用保守治疗的单侧髁突骨折疗效不佳者高达73% ～ 80.9%。Palmieri 等的研究表明髁突骨折非手术治疗后，移位的髁突并不能得到真正的复位，其错位仍然存在。有学者认为开放复位和内固定治疗髁突骨折效果比保守治疗更佳。髁突骨折是否需要施行解剖复位，取决于骨折线水平高低、骨折块移位度和升支垂直高度的改变。张益等认为对于髁突骨折，其断端完全移位而不形成接触或髁突已完全脱离关节窝、骨折块脱位或内弯移位角度 > 37°，升支垂直高度降低 > 4 mm 者，应考虑切开复位，此时欲通过颌间弹性牵引固定以达到复位的目的似乎不可能实现。近年来，随着医疗设备的日益更新、材料学的迅猛发展和医疗手段的日趋成熟，对髁突骨折的发生、发展机制有了更深入的认识，髁突骨折的开放性治疗优势逐渐显现出来，并得到了广泛的认同。

目前，对髁突骨折开放性手术治疗的适应证虽有争论，但有一些基本原则还是统一的，国内外多数人的意见是髁突骨折有明显移位或完全脱位，或磨牙缺失，保守治疗不易复位固定者，可行手术切开复位内固定；骨折后移位不明显或儿童骨折病例，宜用闭合性复位的保守治疗。临床上还可以根据患者的具体情况决定治疗方法。

总之，目前多数学者认可的开放性手术适应证：①髁突明显移位，骨折成角＞30°；②骨折错位愈合伴严重功能障碍；③髁突骨折经保守治疗未能缓解症状；④无其他方法足以稳定下颌后部并保持其垂直高度；⑤髁突骨折伴异物存留。开放性手术禁忌证：①儿童髁突骨折；②髁突未完全脱位，骨折错位不明显；③单纯线性髁突骨折。

随着手术器械和固定方法的完善，使各种类型髁突骨折解剖复位固定且恢复良好的咀嚼功能已成可能。坚固内固定是治疗颌面部骨折的主要手段，但颌间牵引不可缺少，微创和口内进路技术为口腔颌面部骨折的治疗带来了新的希望。无论哪种方法，治疗后2周，早期进行下颌功能锻炼（包括张闭口、下颌前伸、左右侧方运动）都是非常重要与必要的。

髁突骨折的开放性治疗有切开复位不锈钢丝结扎内固定、切开复位钛板内固定、切开复位克氏针内固定、切开复位可吸收骨固定系统内固定和髁突骨折骨碎片取出术。髁突骨折手术进路有：下颌下切口、颌后切口、耳屏前切口、耳后下切口、内镜辅助手术等（图51、图52）。

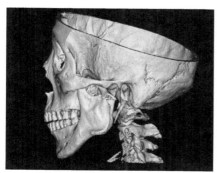 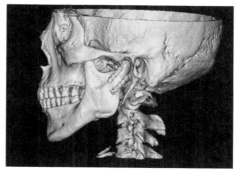

图51　左侧髁突骨折　　　图52　左侧髁突骨折术后（钛板）

（2）髁突骨折合并外耳道前壁骨折和颞骨骨折

外耳道前壁的骨性部分为颞骨鼓板，髁突向后冲击的同时很容易造成外耳道前壁部分骨折，髁突甚至可经颅中窝嵌入颅内，造成失明、面瘫等严重后果。髁突骨折引起外耳道前壁挫裂穿孔，移位的骨折段错位愈合可使外耳道狭窄。特别是穿孔区渗血，创缘对位不齐致损伤处肉芽组织增生，增加外耳道狭窄和听力下降的可能，粉碎性骨折较线性骨折所致的外耳道狭窄更为严重。在排除脑积液耳漏及鼓膜穿孔后，清除外耳道前壁穿孔区血痂，以专用剥离器推压外耳道前壁软硬组织复位，使穿孔区外耳道上皮创缘对齐，有利于预防因外耳道穿孔区创缘不齐组织增生而致的外耳道狭窄，需用碘仿纱条填塞压迫外耳道，配合颌间弹性牵引以制动，使外耳道前壁骨折复位后获得稳定的愈合空间，碘仿纱条填塞2～3周。

（3）关节囊内骨折

关节囊内骨折必须对关节软骨盘保护好，防止损伤软骨盘，对移位的软骨盘，必须调整好位置，防止术后关节强直。

髁突颈或囊内纵形骨折经保守治疗可获得满意的疗效。保守治疗的理论基础是对骨折错位愈合后进行功能性改建，因此必须要有稳定的、固定和正确的咬合关系。

关节囊打开后，必须关闭囊壁，有利于修复受损关节。

对于一些骨折块移位较大或脱位的病例，术后可能出现开口歪斜现象，应嘱患者对着镜子练习垂直向张口，将患侧下颌向对侧按压开口有助于纠正偏颌。这些练习还有助于训练咀嚼肌群，建立正常的咬合关系及功能。

在治疗过程中均应严密观察开口度情况，一旦发现开口度进行性减小，应高度警惕，必要时应行髁突高位切除和关节成形手术。

20.2 颞下颌关节脱位

颞下颌关节脱位指髁突滑出关节窝以外，超越了关节运动的正常限度，不能自行复回原位者。造成颞下颌关节前脱位的外部原因是张口过大，如打哈欠、大笑、歌唱、下颌遭受过大压力或骤然暴力（如打击、拔牙），全麻插管、精神过度疲乏等创伤性颞下颌关节脱位相关内容见"颞下颌关节骨折"。

（1）分类

按性质可分为急性脱位、复发性脱位、陈旧性脱位。

按部位可分为单侧脱位和双侧脱位。

按髁突脱出的方向、位置可分为前方脱位、后方脱位、上方脱位，以及侧方脱位，后三者主要见于外力损伤时。

临床上以急性和复发性前脱位较常见。

（2）病因

急性前脱位：在正常情况下张口时，髁突和关节盘从关节窝向前滑动，止于关节结节的下方或稍前方。如果有咀嚼肌紊乱或关节结构异常的患者，当张大口时（如打哈欠、唱歌、咬大块食物、呕吐等），翼外肌继续收缩把髁突过度地向前拉过关节结节；同时闭口肌群发生反射性挛缩，使髁突脱位于关节结节之前上方，而不能自行复回原位。关节结节过高或关节结节前斜面过陡是前脱位的解剖因素。另外，关节部或下颌骨部，尤其在张口状态下，颏部受到外力，或在使用开口器、全麻经口腔插管使用直接喉镜时，滥用暴力等均可使关节脱位。

复发性脱位：急性前脱位后若未及时、正确的治疗，可并发双板区及盘附着撕裂等慢性滑膜炎和关节囊炎，或并发关节囊及韧带组织松弛而造成复发性关节脱位；另外，由于长期翼外肌功能亢进，髁突运动过度，使关节诸韧带附着及关节囊松弛，也可造成复发性脱位；老年人、慢性长期消耗性疾病者、肌张力失常及韧带松弛者也常常发生顽固性、复发性脱位。

陈旧性脱位：发生关节脱位后3周尚未复位者称为陈旧性复位。

（3）临床表现

双侧急性前脱位症状：①下颌运动异常，患者呈开口状，不能闭口，唾液外流，语言不清，咀嚼和吞咽均有困难；②下颌前伸，两颊变平，因此脸型也相应变长；③因髁突脱位，耳屏前方触诊有凹陷，在颧弓下可触到脱位的髁突。

中国医学临床百家

单侧急性前脱位的症状显示在患侧，颏部中线及下前牙中线偏向健侧，健侧后牙反殆。

（4）鉴别诊断

下颌骨髁颈骨折：骨折患者中线偏向患侧（单侧骨折），或前牙呈开合状态（双侧骨折）。髁突颈部有明显压痛、皮下血肿，CT、下颌曲面断层 X 线检查可证实。

（5）治疗

颞下颌关节急性脱位应及时复位，否则在脱位周围逐渐形成纤维组织增生后则难以复位。复位后应限制下颌运动，头套固定下颌20 天左右，限制开口运动，开口度不宜超过 1 cm。

对于复发性关节脱位，单纯限制下颌运动不能达到防止再脱位的目的。一般可注射硬化剂，若无效，可采用手术治疗，如关节结节增高术、关节囊紧缩及关节结节凿平术。对于老年复发性脱位，可以采用翼外肌肉毒素注射。

陈旧性关节脱位治疗手法复位较困难，以手术复位为主。复位方法：患者低位端坐头靠椅背或墙壁，下颌牙的咬合面应低于术者两臂下垂时的肘关节，术者站于前方双手拇指（可包以纱布）向后分别放在双侧下颌磨牙的咬合面上，其余手指握住下颌体部。复位时嘱患者放松肌肉，术者两拇指逐渐用力将下颌骨体后端向下加压，余指将颏部稍向上抬。当髁突下降至低于关节结节平面时顺势将下颌骨向后推动，髁突即可滑回关节凹面复位。复位后立即用头颌绷带固定限制张口活动两周左右。复位前应注意消除患者的紧张情绪，有时可按摩颞肌及咬肌或用2% 利多卡因做颞下三叉神经或关节周围封闭以助复位。陈旧性脱位必要时需在全麻下复位，甚至手术切开复位。

20.3 颞下颌关节紊乱

颞下颌关节紊乱也称为颞下颌关节紊乱病，是一组相关疾病的称呼，是累及颞下颌关节和（或）咀嚼肌，具有一些共同症状（如疼痛、弹响、张口受限等）的许多临床问题的总称。多见于 20～40 岁女性。其治疗目标是消除疼痛，减轻不良负荷，恢复功能，提高生活质量，其中部分患者症状可自愈。

（1）病因

1）咀嚼肌紊乱疾病。外伤、创伤、精神紧张、寒冷刺激、紧咬牙、夜磨牙等可导致咀嚼肌的直接受损。开口过大或因口腔科治疗等需长时间大张口，可导致咀嚼肌过度活动。

2）结构紊乱疾病。主要是颞下颌关节盘移位，尤其是颞下颌关节盘前移位。颞下颌关节盘前移位的病因不明，许多学者认为与损伤有关，如车祸、长时间大张口、磨牙症、紧咬牙、偏侧咀嚼、经常进食硬物等。精神紧张、咬合关系紊乱、后牙缺失、髁突发育异常，以及骨关节病等也与关节盘前移位有关。打呵欠、唱歌、大笑、呕吐、张大口进食等可使关节半脱位，家族遗传性关节囊松弛、心理因素，以及服用某些药物等也可导致关节半脱位。

3）炎性疾病。颞下颌关节滑膜炎可分为原发性与继发性两种。原发性滑膜炎病因不明，多出现在类风湿关节炎等疾病中。继发性滑膜炎多由外伤、微小损伤、关节邻近组织的炎症、感染、关节盘移位、骨关节病，以及自身免疫反应等因素所致。

4）退行性关节病（包括骨关节病和骨关节炎）。其主要病因，如关节持续承受异常压力、咬硬物、偏侧咀嚼、磨牙症、紧咬牙、外伤、车祸、下颌受到外力打击等使关节表面软骨受到破坏，从而导致关节退行性变发生。咬合关系紊乱也可导致关节退行性变发生。

5）精神心理因素、寒冷刺激、不良姿势、不良习惯等也与该病发病密切相关。

（2）临床表现

1）关节及相应肌群的疼痛。主要表现为开口和（或）咀嚼时关节区和（或）关节周围肌群的疼痛。一般无自发痛，急性滑膜炎时可自发痛。关节区或相应的肌群有压痛点，有的患者有肌肉和肌筋膜的疼痛扳机点，压迫扳机点可引起远处的牵涉痛。一些经久不愈、病程迁延的慢性疼痛患者常伴随情绪改变。另有一些患者表现为关节及相应肌群发沉、酸胀，或面颊、颞眶、枕区钝痛，或主诉不适等感觉异常，有时表现为咀嚼肌群疲劳感。

2）弹响和杂音。当存在关节盘移位、变形、破损或关节表面器质性改变时，下颌髁突运动时会出现弹响或杂音等关节异常音。常见的异常声音有 3 种。①弹响声：开闭口运动或咀嚼运动中发生"咔，咔"的声音，多为单声，有时为双音，患者自己可感到。将钟式听诊器放在关节区，可查听到。弹响声大时，他人可耳闻。②破碎音：在关节运动中出现"咔叽，咔叽"的破碎声音，多为双声或多声，患者自己可感受到，听诊器可查听到，但他人不能耳闻。③摩擦音：在关节运动中有连续的类似"揉玻璃纸"样的摩擦音，患者可感受到，听诊器可查听到，但他人不能耳闻。

3）下颌运动异常。正常人开口型平直、不偏斜、不左右摆动。自然开口度平均约 3.7 cm，最大开口度可达 4.8 cm。颞下颌关节紊乱综合征患者的下颌运动异常表现如下。①开口型异常：可以向一侧偏斜，也可呈曲折状左右摆动，有时则表现为扭曲状等。②开口度异常：表现为开口过小呈开口受限或开口困难，一般小于 3.5 cm 即为开口受限。也可相反，表现为开口过大，可达 6 ～ 7 cm，开口过大者常伴有半脱位。③开口运动中出现停顿：表现为开口过程中突然出现障碍而停顿，有时患者做一个特殊动作，或手压迫关节区后又可顺利开口，称为关节绞锁症状，此时可明显地观察到患者开口困难状和开口运动的时间延长。

4）伴随症状。头痛、耳部症状（耳闷、耳鸣、听力下降等）、眼部症状（包括眼痛、视力模糊、复视等），但耳科和眼科检查通常无阳性所见。

（3）检查

通过体格检查了解患者下颌运动及关节弹响的情况，判断患者是否出现张口受限、偏斜，同时了解症状的程度如何。

1）影像学检查。X 线和锥形束 CT 可以观察关节内结构的具体改变，如骨质改变或关节间隙变化等。MRI 可以观察软组织的情况，如关节盘位置变化、穿孔或肌肉的改变。关节造影及关节内镜可以检查关节内的情况，如关节骨面的变化、关节盘性质或位置改变、滑膜病变等。其中关节内镜是通过一种特殊的设备，直接进入关节内部，查看关节的损伤情况。

2）其他检查。医师可能选择牙颌模型来检查患者是否有咬合关系异常。通过专业的设备，制作患者的牙颌模型，以了解咬合关系。

（4）治疗

颞下颌关节紊乱的治疗目标是消除疼痛，减轻不良负荷，恢复功能，提高生活质量。相当一部分的患者可以自愈，对于症状明显、影响生活质量或存在病理改变的患者应积极治疗。

1）一般治疗。让下颌充分休息，尽量避免嚼口香糖、进食难咀嚼的食物，自我限制下颌运动，平时应保持放松的姿势。可以选择热敷的方式让肌肉得到放松，注意不要烫伤。

2）药物治疗。①非甾体抗炎药包括布洛芬、阿司匹林等，具有缓解疼痛、抗炎的作用，可用于缓解患者的症状。可能出现恶心、呕吐等反应。②肾上腺皮质激素具有强力的抗炎作用，可以选择短时口服或关节腔内注射，应在医师的指导下使用。③肌肉松弛剂有助于缓解颞下颌关节紊乱综合征患者增高的咀嚼肌肌电活动。④抗抑郁药常用的是三环类抗抑郁药阿米替林，三环类抗抑郁药常用于治疗慢性口颌面疼痛和各种口腔感觉不良，包括舌痛和特发性口腔溃疡。

3）关节镜手术治疗。医师通过进入到关节中的特殊的关节镜，可以仔细观察关节内部情况，进行修复、注射药物等活动，达到治疗的目的。这是治疗颞下颌关节病行之有效的方法。

4）开放性手术治疗。开放性手术仅在符合手术适应证时才考虑，通过此方法直接修复受损的组织。成功的手术治疗可以明显缓解患者的疼痛、改善下颌运动的范围，患者基本能恢复正常的生活。

5）物理治疗。作为其他治疗的辅助性治疗，包括姿势训练、自我运动训练、被动运动训练、电刺激疗法、超声和离子透入疗法、局部冷却剂喷雾、局部封闭疗法，以及针刺等多种方法，医师会根据患者的病情选择合适的方法。

6）心理治疗。及时帮助患者排解压力，避免症状的加重，必要时也可以求助于心理科医师。

20.4 颞下颌关节强直

颞下颌关节强直指因关节及关节周围组织器质性病变，造成开口困难或完全不能开口。好发于从事危险工作或对抗性运动等职业的人群、免疫功能低下的人群（患有免疫缺陷病、服用免疫抑制剂等）、15岁以下儿童。临床上根据病变的部位分为以下几种。

关节内强直：简称关节强直，也称真性关节强直，指关节内发生病变，造成关节内的纤维性或骨性粘连。

关节外强直：又称颌间挛缩，也称假性关节强直，其病变位于关节外，纤维或骨性粘连位于上、下颌骨之间的皮肤、黏膜或深层组织。

混合性关节强直：指关节内强直和关节外强直同时发生。

（1）病因

1）颞下颌关节内强直。①创伤是目前关节强直的主要原因，下颌骨髁突骨折、颏部创伤导致关节囊内出血或髁突骨折未经及时正确处理、分娩时产钳损伤了颞下颌关节等均可继发关节强直。②感染是最常见的病因。局部感染以化脓性中耳炎最常见，因为中耳与颞下颌关节相邻，儿童期两者在岩鼓裂处仅隔以薄层软组织，化脓性中耳炎时脓液直接扩散到颞下颌关节，使关节结构受到破坏。下颌骨骨髓炎也可扩散到关节。血源性感染，如脓毒血症及败血症导致的化脓性关节炎等较为少见。

2）颞下颌关节外强直。如上颌结节部或下颌升支部的骨折或火器伤、口内大面积溃疡，头颈部放疗，面颊部烧伤、烫伤，以及化学灼伤等均可导致颌间瘢痕形成，影响下颌运动。

（2）临床表现

共同特点是关节固定，开口困难，进行性加重甚者完全不能张开、牙关紧闭。其严重程度与病变类型、病程有关。患者由于下颌骨运动功能完全丧失，进食困难，仅能借磨牙后间隙及牙间隙挤吸碎软食物，影响咀嚼功能、口腔清洁及机体发育，使下颌部发育畸形，咬合错乱，髁突活动度消失等。

（3）治疗

瘢痕范围小、早期的颌间挛缩宜保守治疗，物理治疗配合开口功能训练，保守治疗无效或欠佳者可外科手术干预。在施行手术前，必须有正确的诊断。先要确定是关节内强直、关节外强直还是混合型强直，再确定强直的性质是纤维性还是骨性，然后确定病变是单侧还是双侧，以及病变的部位和范围，方能制订正确的手术计划。手术时应注意不能将患侧搞错，否则将给患者带来不必要的痛苦。

儿童时期发生关节强直者，可早期手术，以便尽早恢复咀嚼功能，有利于下颌及面部的生长发育，但复发率高，也可在青春发育期后手术，如果儿童时期发生关节强直并伴有严重阻塞性睡眠呼吸暂停综合征者，则应及时手术。

术后均应根据情况进行开口功能训练。手术后是否复发与手术后开口功能训练有密切关系。术后 10 天即可进行。同时行植骨或下颌前移术者应推迟至 2 周。一般在术后 1 ～ 3 个月应日夜做开口功能训练，之后可改为日间训练，训练的方式以自动和被动开口功能训练为佳，开口器应放在磨牙区左右交替训练，训练的时间一般至少在 6 个月以上。

（4）预后

颞下颌关节强直术后的复发问题一直是为大众所关注而尚未能完

全解决的问题。根据国内外资料，术后复发率为 10% ～ 55%；真性与假性关节强直的复发率大致相仿；混合性强直的远期疗效更差。

（龚龙岗　刘文军　谭聪明　李巧玉）

21. 耳鼻咽喉头面部创伤后精准修复

（1）解剖特点

颌面部骨骼血运丰富，抗感染能力强，组织愈合快，一般情况 2 ～ 3 周即可纤维愈合尽早给予精准的复位和固定，避免骨折断端错位畸形愈合。

单纯线性骨折无移位变形者，可不处理；骨折断端明显移位、软组织嵌顿、神经卡压伴功能障碍者应行手术干预术前常规行 CT、牙合模型，仔细研究骨折的部位、性状、骨折段的移动方向，制定手术方案；计算机辅助外科可以做到术前准确设计、术中参照定位，简化手术步骤，提高手术效果（图 53）。

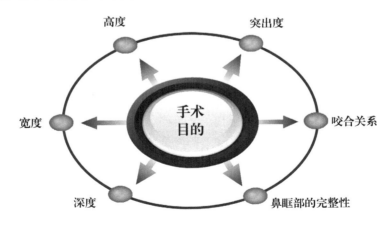

图 53　精准修复手术目的

（2）如何做到"精"与"准"

颅颌面三维重建（图 54）：可直观显示颅面部所有移位和畸形情况，既可明确诊断，同时为手术重建面部恢复上颌骨形态提供参考。

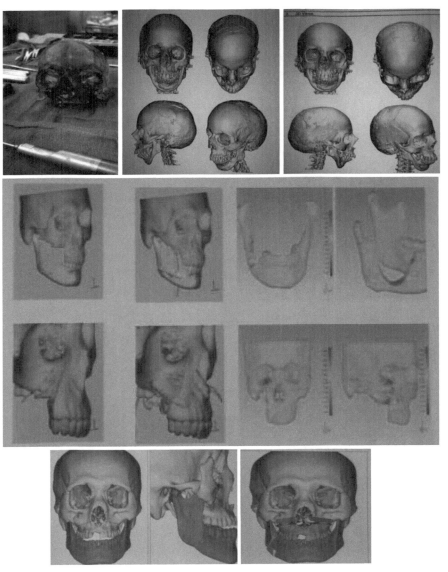

图 54 颅颌面三维重建（彩图见彩插 17）

上下颌骨的修复：通常通过镜像健侧颌骨来实现。观察骨块修复情况分割重建，右侧上颌骨产生 5 块较大的骨块（图 55）。

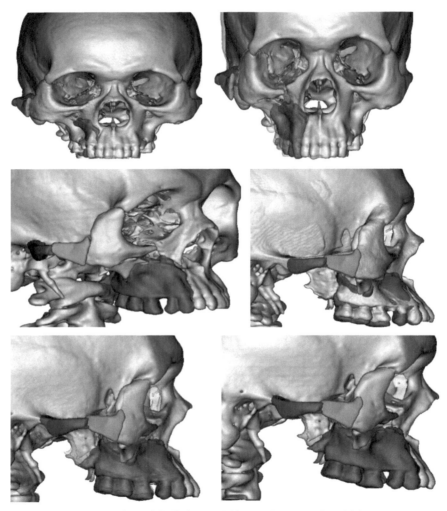

图 55　右侧上全颌骨产生 5 块较大的骨块（彩图见彩插 18）

面中部骨折修复：通过计算机模拟三维重建 6 块骨块进行颅颌面多发性骨折的精准修复（图 56），如同时发生 3 个或 3 个以上功能区域的骨折或面部 2/3 以上的面骨多处骨折和咬合关系紊乱等（图 57）。

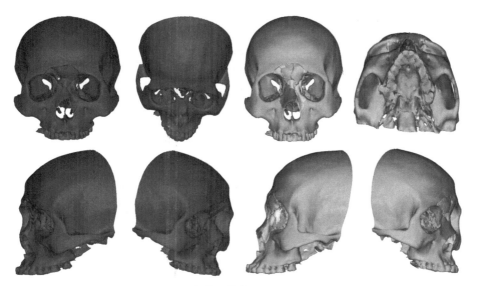

图 56　面中部骨折修复（彩图见彩插 19）

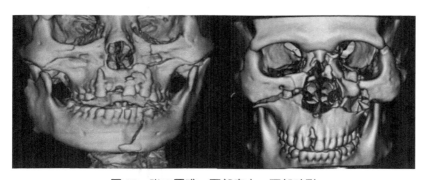

图 57　张口困难、面部麻木、面部畸形

（3）手术方法

面部小切口、口内齿龈沟切口进路，按照先上后下，再中间，由外向内的顺序修复。

常规颌间弹性牵引制动 1 周（图 58）。不仅有利于减轻术区软组织水肿和出血，防止伤口感染，而且利于颌间精细对位以恢复良好的咬合关系，如图 59～图 64 所示相关病例。

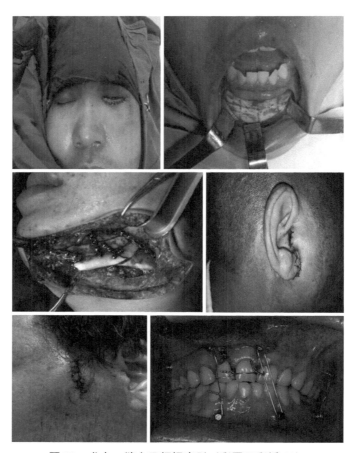

图 58 术中、缝合及颌间牵引（彩图见彩插 20）

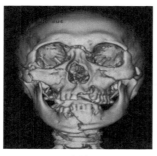

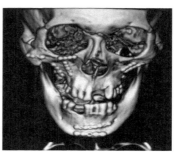

术前　　　　　　　　　　　　术后

图 59 病例 1

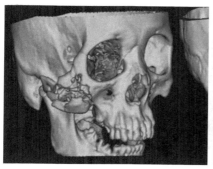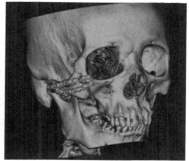

术前 术后

图 60　病例 2

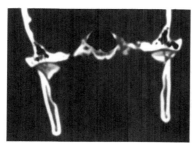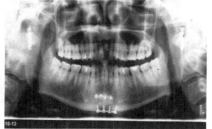

术前 术后

图 61　病例 3

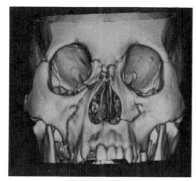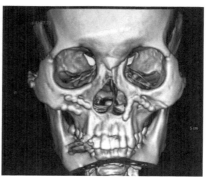

术前 术后

图 62　病例 4

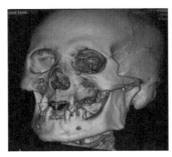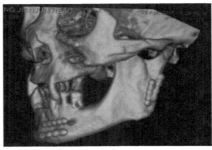

术前　　　　　　　　　　术后

图 63　病例 5

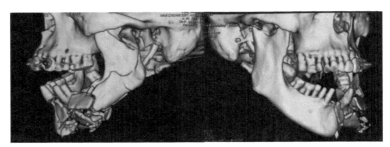

术前

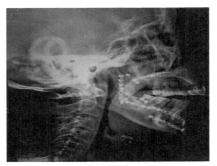

术后

图 64　病例 6

（4）治疗方法

①坚固内固定术，直接有效；②骨折解剖复位；③早期功能锻炼。

（5）材料

钛板、钛网、可吸收材料、拉力螺钉（图 65）。

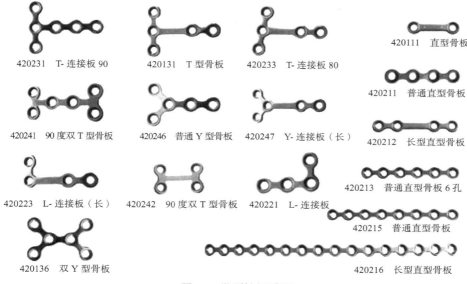

420231 T- 连接板 90	420131 T 型骨板	420233 T- 连接板 80	420111 直型骨板
420241 90 度双 T 型骨板	420246 普通 Y 型骨板	420247 Y- 连接板（长）	420211 普通直型骨板
420223 L- 连接板（长）	420242 90 度双 T 型骨板	420221 L- 连接板	420212 长型直型骨板
420136 双 Y 型骨板			420213 普通直型骨板 6 孔
			420215 普通直型骨板
			420216 长型直型骨板

图 65 微型钛板系列

（6）总结

充分暴露，精准地骨折复位和固定，必要时使用植骨术及截骨术是手术成功的重要组成部分。内固定材料的应用可提供完美的三维稳定性和快速恢复正常的功能。复杂颌面骨骨折应选择合适时机，根据病情采用不同的手术方法进行坚固内固定，可达到满意的效果。

（龚龙岗　李巧玉　邢园　吴雨桐）

22. 计算机辅助手术设计模拟系统及其应用

1979 年 Altschuler 和 Herman 提出了以 CT 资料为基础预制实体模型的设想；20 世纪 80 年代初 Marsh 和 Vannier 根据 CT 扫描资料

叠加切割铝板，制出第 1 个颅骨模型；1982 年 White 申请一项专利用阴模铸造颅骨和植入体模型，并开发了计算机设计制作系统 cemax medical system；1987 年、1989 年 Brix、Lumbrech 开始应用直接车铣制作聚苯乙烯模型，将其用于手术模拟和设计生物相容性植入体；最新发展的一项技术为激光立体制版技术（stereolithogaphy），利用计算机控制液体树脂单体固化，产生复杂的颅面骨模型。

以三维 CT 为信息源的计算机辅助手术设计模拟系统，为颅面外科医师提供如下便利。第一，可读取手术区三维图像，对颅面畸形定性、定位和定量诊断分析；明确颅眶骨性结构恢复正常所需移动的距离和旋转的角度；全面了解预期整复手术的路径、关键步骤和涉及的重要解剖结构。第二，借助三维图像提供的解剖信息和数据设计头颅模型、植入体或移植组织的大小和形态。第三，系统如附设定位导向装置，则可用于术中定向导航。归纳起来，CADS 技术方法有两类：镜像模拟法和交互式屏幕图像法，这里主要介绍前者。镜像模拟法以正常侧颅面形态为标准，将其翻转成像到患侧，对比分析双侧硬、软组织缺损或肥大增生量，以此作为手术设计操作的依据。利用三维影像系统可对鼻面部创伤患者实施镜像法手术模拟，其中包括创伤性畸形、斜头畸形、上颌骨缺损修复等。基于 3D 虚拟的截骨术可并用两种主要技术对发生移位的骨块进行虚拟复位。镜像模拟法是将截断的骨块放置在未损伤侧作为重建的模板，然后通过特殊的镜像程序使其与损伤侧进行重叠并进行虚拟复位，经比较分析健、患侧明确所需修复骨组织的形态、尺寸和体积，继之模拟选定供骨区。镜像模拟法同样适用于没有明确正中参考线的病例，对下颌骨半侧缺损而中线偏斜患者，在计算机屏幕上以健侧颞下颌关节为轴将下颌骨影像旋转恢复健侧正常位置，再行影像叠加计算骨缺损，设计移植骨的形态和大小，依据模拟手术设计选用了以旋髂深血管为蒂的髂骨瓣移植修复下颌骨缺损，获得形态与功能俱佳的疗效。

计算机辅助制作（computer aided manufacturing，CAM）方法大

致分 3 种：① CEMAX 系统间接制作法；②直接制作法；③激光立体制版法。

（1）颅面骨架模型的制作及应用

将 CT 扫描数字化资料输入 CEMAX 系统，其中的图像处理器从 CT 资料中提取出骨边界形态，再将这些数据转换成机器数码，控制 CNC 铣床制作出实际大小的骨骼阴模，用塑料充填阴模便形成患者的颅面畸形骨架。可将此方法用于包括 Crouzon 综合征或 Apert 综合征、眶距增宽症等在内的颅面畸形的手术设计和治疗，在头颅模型上用电锯"截骨"，移动"截骨段"至正常解剖位置用钢丝结扎固定。这种手术模拟突破了 CRT 屏幕上影像操作的局限性，更接近真实手术，"截骨段"可取下消毒，在术中用作参考，从而使实际手术时间减少 1 ~ 2 小时。

（2）颅面部植入体的设计制作

先运行 CEMAX-1500 系统软件三维重建颅骨骼 CT 影像，再将三维影像资料输入计算机控制的铣床制作植入体的阴模，再用胶原 - 羟基磷灰石或热硬化硅胶铸模形成植入体。此技术可用于面部植入体的设计制作；也用此法预制植入体用于颅面部先天性和创伤性畸形的整复外科手术治疗，植入体制作准确，与缺损区吻合一致。CAMS 制作植入体时，可在骨孔部位预制孔沟以免压迫神经血管，若需自体骨移植，以模型为"模板"可准确取骨。

（3）移植骨、复合组织瓣的设计

将计算机制作的模型作为模板，有助于选择适当的供骨区和术中雕刻移植骨。根据骨缺损形态、额部和颧骨凸度预制的丙烯酸酯模板覆于颅骨、髂骨等供区准确记录细微弧度和三维径值，如需复合组织瓣修复颅面缺损畸形或以颞浅血管为蒂的颅骨外板颞顶筋膜瓣，两处以旋髂深血管为蒂的髂骨瓣，另两处为以肩胛下动脉为蒂的肩胛骨皮瓣。CAM 直接制作法：以颅骨缺损的三维数字化模型作为植入体形态、厚度和位置等设计的基础，借助 CAD 方法，依据缺损边缘确定植入体边缘，依据缺损四周正常颅面骨形态确定植入体表面弧度，由上述数据信息操纵机床三轴向车铣直接制作出植入体。

（4）激光立体制版技术及其应用

螺旋 CT 扫描资料输入图像工作站和实体制作系统，透过影像的激光在树脂池表面映射出光电镜像，使 0.2 mm 厚的断层影像逐层固化成形，随着 CT 断层资料逐层叠加便形成头颅模型。并在此模型上模拟额骨前徙，Le Fort Ⅲ 型截骨、植骨和钛板内固定，实际手术亦按模拟式施行，整复效果满意。三维医学影像技术与计算机技术的迅速发展及其在整复外科、颅面外科的应用，开创了整复外科领域电子交互式模拟现实技术的新时代，CAS/CAD/CAM 技术已在颅整复外科发挥着重要作用，其未来的应用前景将更加广阔。

（龚龙岗　李巧玉　邢园　吴雨桐）

23. 正颌外科的坚固内固定技术

近年来随着医用材料学的发展，早先用于颌骨骨折的坚固内固定技术（rigid fixation）已经不断发展和改进，广泛应用于正颌外科各类截骨手术后的骨内固定，替代了原来应用的骨内钢丝结扎固定及钢丝悬吊等。

优点：①节省了术中固定的时间，为医师提供了方便。②极大地提高了颌骨移动后的稳定性，促进了骨愈合，减少了术后复发。③省去或缩短了以往患者均需经历的术后颌间结扎固定，有利于患者术后进食、说话，提高了患者的术后生活质量，有利于患者康复。而且早期的下颌运动，也有利于口周肌群功能的恢复。④由于骨断面间的稳定固定，减少了术后的肿胀、疼痛等反应，术后血肿、骨愈合不良、缺血性骨坏死等并发症亦大大减少。

缺点：使用坚固内固定较钢丝结扎固定，增加了患者的费用。

23.1 上颌 Le Fort Ⅰ型截骨术的坚固内固定

（1）钛板钛钉的选择

由于上颌骨没有粗大的咀嚼肌群附着，纤细的表情肌附着对上颌稳定性的影响较小，近年来应用于 Le Fort Ⅰ型截骨术后的钛板钛钉多采用微型钛板（microplate）系统进行。微型钛板的厚度为 0.6 mm，螺钉直径为 1.5 mm，可根据固定处骨板的厚度分别选用 5 mm、7 mm 长的螺钉固定，为避免损伤上颌牙根，可选用 4 孔 "L" 型微型钛板，钛板的水平臂置于截骨线下方，垂直臂置于截骨线上方。整体截骨左右对称的 4 个微型 "L" 型钛板，可以提供足够的固定稳定性，分块截骨也可根据具体情况，适当增加微型钛板。

（2）固定部位

众多的研究已经证实，上颌骨骨质较厚处是梨状孔边缘和颧牙槽嵴处，因此无论是钢丝结扎固定还是坚固内固定，均在这两处进行。

（3）唇弓及殆板

尽管采用了坚固内固定，为了术后的颌间牵引，仍需结扎唇弓及殆板，特别是在分块截骨的情况下，更是如此。

23.2 下颌升支矢状劈开截骨术的坚固内固定

下颌升支矢状劈开截骨术（sagittal split ramous osteotomy，SSRO）为坚固内固定提供了良好的解剖学条件及操作上的便利。因此，在各类下颌畸形矫正中学者们越来越多地选用 SSRO 手术。SSRO 手术的坚固内固定有两种方法，一是使用 3 个螺钉内外侧骨板固定法；二是使用微型钛板单侧骨皮质固定法。前者由于对局部解剖学条件要求较高，且需经口外皮肤切口行穿颊固定，会遗留皮肤小瘢痕，又易使内外侧骨板间的压力增加，造成下牙槽神经血管束的继发损伤。因此，这里仅介绍近年来使用的 4 孔微型钛板单侧骨皮质固定法。

（1）小型钛板、螺钉

使用于下颌 SSRO 手术的螺钉钛板不同于上颌骨使用的微型钛板

钛钉，称之为小型钛板，其厚度为 1 mm，螺钉直径为 2.0 mm。一般使用 4 孔中间带连杆装置的小型钛板。

（2）固定位置

根据下颌骨受力的生物力学研究结果，下颌骨靠近牙槽突及升支前缘外斜线的部位是张力曲线的分布区，也就是下颌受咀嚼肌群影响，最易发生移位的部位。因此将小型钛板沿其张力曲线安放与固定就能获得可靠的稳定性。

（3）方法

横跨 SSRO 手术颊侧垂直骨切口，沿外斜线在近远心骨段颊侧骨皮质行 4 孔中间带连杆的小型钛板固定，近远心骨段颊侧骨皮质上各有两个螺钉固定。为了使钛板与骨皮质表面更贴合，可在 4 孔钛板连杆处弯制适度台阶；为了便于从口内旋紧螺钉，笔者将 4 孔钛板预先弯制成弧形，更便于口内进路操作；在没有采用髁突固位装置的情况下，为避免坚固内固定引起的髁突位置改变导致术后复发及颞下颌关节症状，当前徙远心骨段时可适当后推近心骨段，当后推远心骨段时可适当前拉近心骨段，再行固定，这样就可避免近心骨段随远心骨段移动时的被动移位。单侧骨皮质 4 孔小型钛板固定法，均可由口内进路完成，不遗留皮肤瘢痕，且不易对下牙槽神经血管束造成压力，因此应用越来越普遍。

23.3 其他正颌外科手术的坚固内固定

所有正颌外科手术截骨后的骨内固定均可采用坚固内固定。如局部牙骨段手术、水平截骨颏成形术等。局部牙骨段手术如上颌前、后部截骨术，下颌前、后部根尖下截骨术，都可选用适当的微型钛板钛钉固定，而颏成形术一般应选用小型钛板钛钉固定。近年来也有专为水平截骨颏成形术而设计的小型钛板系统。

（龚龙岗　李巧玉　邢园　吴雨桐）

24. 头面部手术前预设计与 3D 打印

当颌面部遭受直接暴力时，常发生严重骨折，出现咬合错位、窦腔内积血、面部不对称、视力下降、视物重影、眼球运动受限、张口疼痛受限、牙痛、面部麻木等症状；此外，进入窦腔的软组织及碎骨片远期可形成鼻窦炎、囊肿，严重可继发感染，进一步影响面部轮廓外形及鼻窦功能。与此同时，面部骨骼血运丰富，愈合能力强，一般情况下 2～3 周骨折处即可发生纤维愈合。单纯线性骨折无移位变形者可不必处理，骨折断端移位明显、神经血管卡压、功能障碍者应积极手术干预，预防畸形愈合。伤后无明显肿胀 24 小时内治疗为佳，软组织肿胀明显者需待肿胀消退后复位。

由于面部骨折各不相同，因此外科医师常面临着一个棘手的问题，即如何做到精确治疗的同时尽量减少周围组织的损伤。如果能事先在模型上练习的时候就做出决定，对手术将产生深远意义。术前完善颌面 CT、牙合模型，应用薄层 CT 扫描并导入工作站，进行图像流程处理，并将数据传入快速成型机，加工生产三维头颅树脂模型。根据 CT 数据制作的 3D 打印头颅模型将病变的所有细节从体内 1：1 复制到体外，直观、深入再现疾病解剖特点及与相邻组织的关系，对患侧骨折的部位、性状、范围仔细研究，个性化的数字化分析、设计，确定骨折移动距离、位置、大小，确定固定部位，骨折复位精准，进一步提高内固定物放置的精确度，从而可以提高手术的安全性（图 66）。目前在颌面部骨折模拟修复、毁损修复、肿瘤修复重建应用广泛。

为了解决患者手术问题，简化手术过程，减少手术时间，降低并发症发生率，我科结合 3D 打印模型进行患者手术的设计模拟，确定骨折端移动方向、范围、幅度、固定部位，再现复杂手术过程，术中精准复位骨折、钛板坚强内固定。术后效果满意。患者上颌窦的功能恢复理想，颌面部外形矫正后左右对称，把对患者的伤后的心理影响降到最低。术中人工骨等材料可用于粉碎性骨折、复位后大于 5 mm 的骨折间隙，可以防止骨折延迟愈合或不愈合，此外，坚固内固定术的应用可减少移植骨量。

不足之处：本研究为回顾性分析，其结果可能因样本量相对较少、随访时间偏短、术者的手术操作熟练程度等产生一定偏差。

综上所述，运用 3D 打印头颅模型进行上颌窦壁骨折手术，再现手术过程，检验手术设计方法，预测手术效果，有利于个性化治疗，缩短手术时间，降低手术风险，减轻患者痛苦。

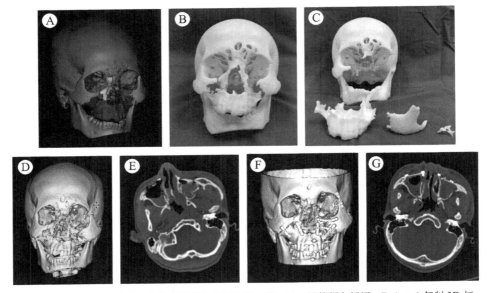

A. 术前鼻窦 CT 三维成像：各较大骨折块分别用黄、蓝、粉、绿等颜色标记；B. 1 : 1 复制 3D 打印头颅树脂模型（分解前）；C. 1 : 1 复制 3D 打印头颅树脂模型（分解后）；D. 术前 CT 示左侧颧骨、双侧鼻骨、上颌骨额突、鼻中隔、双侧上颌窦前壁、右侧眶下壁、左侧眶下壁骨折；E. 术前 CT 示双侧上颌窦前、外侧、内侧壁骨折，窦腔内积血；F. 术后 CT 示骨折处骨痂形成，内固定材料固定位置好，无移动、断裂、外露，上下牙槽骨间位颌间牵引钉；G. 术后 CT 示高密度影处为术中所用内固定材料，双侧上颌窦壁基本完整、腔内仍有积血。

图 66　3D 打印头颅模型的应用（彩图见彩插 21）

（龚龙岗　李巧玉　邢园　吴雨桐）

25. 复杂上颌窦骨折与毗邻结构的重建设计

上颌窦位于颌面部中央，构成重要的面部结构，一旦外伤骨折，要及时正确纠正骨折部位，否则，畸形愈合后对面部及鼻窦功能影响较大。

上颌窦骨壁外上与颧骨关联，上壁与眶底为一个壁，内侧壁与鼻腔及筛窦外侧壁共用，下壁与上牙列密切联系，前壁有眶下孔神经，对于构成面部外形起重要作用。后壁骨折一般很少累及。

复杂性上颌窦骨折指同时发生 3 个或 3 个以上窦壁的骨折或 2/3 以上的上颌窦骨壁发生多处骨折，此类患者早期如果未得到及时有效的复位固定，致使骨折段畸形愈合，后期常继发严重的面部扭曲畸形和功能障碍，给治疗带来相当大的难度（图 67、图 68）。

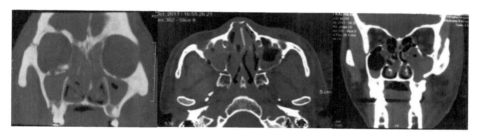

图 67　上颌窦壁骨折伴积血

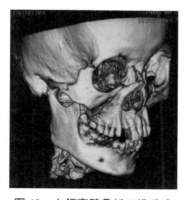

图 68　上颌窦壁骨折三维重建

（1）保持上颌窦完整性的意义

保持上颌窦壁的完整性有利于鼻窦功能恢复，减少因鼻窦问题引起头痛及不适鼻窦各壁骨折的解剖复位，也有利于颌面部恢复正常形态，提高患者生活质量，对于术后早期功能恢复有很大帮助。

（2）复杂上颌窦骨折重建

采用下睑睫毛缘切口及口内龈颊沟切口进路，充分显露所有骨折部位。对于双侧粉碎性上颌窦骨折也可以采用头皮冠状切口。按照先上后下，再中间，由外向内的顺序进行各功能区域的修复。

近年来我们应用 3D 打印及颅颌面外科技术进行涉及上颌窦骨折及畸形的修复重建，取得较好的手术效果（图 69、图 70）。

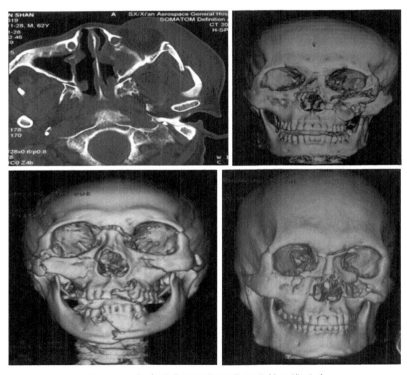

图 69　上颌窦壁骨折伴颧弓骨折及其三维重建

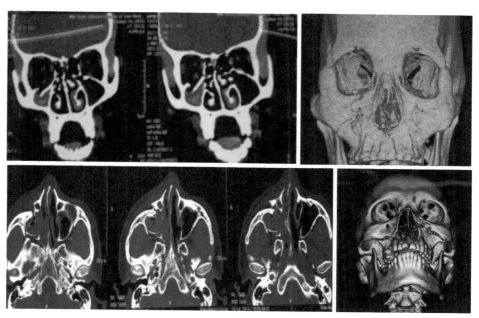

图 70　上颌窦壁骨折伴眶底骨折及其三维重建

术前检查及诊断复杂性上颌窦骨折，常造成明显的面部畸形和功能障碍，由于骨折涉及的部位多，需做辅助检查以明确诊断和指导手术设计。颅颌面三维重建可直观显示颅面部所有骨折移位和畸形情况，既可明确诊断，同时为手术复位、重建面部恢复上颌窦形态提供参考（图 71）。

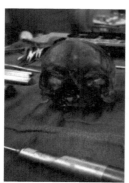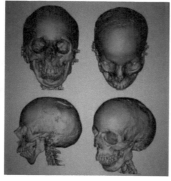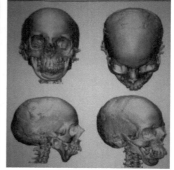

图 71　颅颌面三维重建

（3）手术方法设计及步骤

严重上颌窦骨折多同时发生鼻眶部凹陷骨折、眶颧骨折及上颌窦不同类型的骨折。首先行双侧眶颧骨复位，重建上颌窦外侧骨性支架。在行上颌窦外侧骨性支架复位时，重建颧骨及颧弓的连续性对重建中面部的宽度和前突度至关重要（图72）。

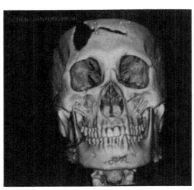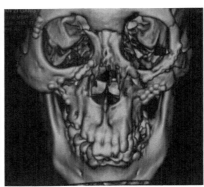

图72　上颌窦骨折术前三维重建

严重上颌窦骨折后，由于上颌窦上壁内侧断端、颧牙槽嵴等解剖标志骨折移位，不能作为颧骨复位的参考点，可以额骨颧突、颞骨颧突及蝶骨大翼作为参考标志，力求达到解剖复位，并用小钛板进行可靠的内固定。

复杂上颌窦骨折按部位主要分为鼻筛眶骨折、上颌窦粉碎性骨折及下颌骨骨折，复杂性上颌窦骨折多涉及上述3个或3个以上区域，骨折变化多样，特别是后期继发畸形的患者，由于骨折段的畸形愈合、骨质吸收、解剖参考标志不清，加之软组织瘢痕挛缩，使其成为上颌窦创伤治疗中最具挑战性的手术，术前通过分析患者上颌窦愈合情况，合理设计方法，术后才能达到良好的效果（图73）。

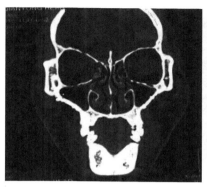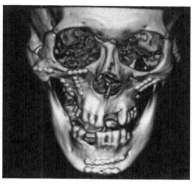

图 73　上颌窦骨折术后及其三维重建

陈旧性畸形患者骨折段已不可能如同早期手术时达到完全解剖复位，手术时应根据骨折移位和畸形愈合情况，设计相应的截骨线，按照先上后下，再中间，由外向内的顺序进行各功能区域的修复（图 74、图 75）。

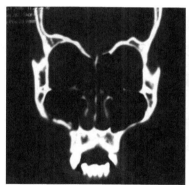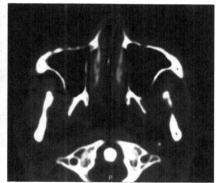

图 74　陈旧性骨折　　　　　图 75　陈旧性壁骨折

恢复正常的咬合关系是手术的关键，眶颧骨折或 Le Fort Ⅲ型骨折，应首先行眶颧骨的截骨复位，即外侧面部支架的重建，恢复面中 1/3 的宽度，特别是 Le Fort Ⅲ型骨折所致面畸形患者通过颧骨的截骨上提，为上颌窦各壁骨质的向上向前复位提供间隙。重建正常的咬合关系，恢复咀嚼功能是手术的重点和难点（图 76）。

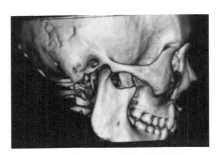

图 76　颞下颌关节三维重建

鼻眶区的修复重建由于受鼻插管麻醉的影响，手术可视情况，同期或择期进行。鼻筛眶部骨折多为粉碎性骨折，晚期继发畸形，由于骨折块的畸形愈合，骨质吸收，加之该区域骨质薄弱，已很难进行解剖复位（图 77）。笔者团队采用眶内缘弧形截骨，去除突起的骨质，并对截骨缘打磨修整，缩窄鼻根部的宽度，同时采用自体骨进行鼻背支架重建，手术安全，效果可靠。

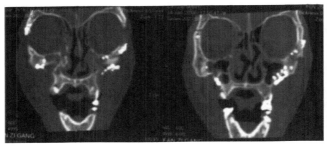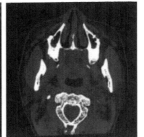

图 77　眶区骨折

伴有眼球内陷畸形者，应仔细修复眶内壁及上颌窦（眶底）缺损，可采用自体骨或人工骨片置入修复。内眦移位者应同时行内眦韧带复位及内眦局部整形，要保证远期效果，关键是内眦韧带复位时，不能存在张力，在张力较大的情况下，用钢丝强行牵拉固定，但很难保证术后效果（图 78）。手术时，经下睑睫毛缘下切口，行眶内壁、上颌窦上壁（眶底）广泛的眶骨膜剥离松解，以及内眦韧带周围瘢痕松解，松解的程度以用镊子轻轻提拉内眦即可放至预定位置时为宜，将内眦用细钢丝穿经鼻骨，固定在泪囊窝的后上方。

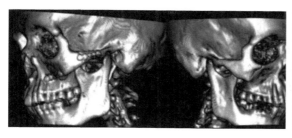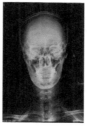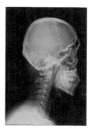

图 78　眼底骨折

（4）分析

当发现上牙列出现不同方向的位置偏移，一定要警惕上颌窦骨折的问题，尽管我们有时候在正常阅片时看不到骨折线，鼻窦及周围结构也未见异常表现，当然不排除牙列本身损伤引起，术前一定要仔细检查咬合关系，制作咬合模型，仔细观察最稳定的咬合关系及引起咬合错乱的原因。

与患者密切沟通，微小的咬合错位（1～2 mm）都是不可接受的！否则，患者术后出现咬合异常，我们会非常被动，及时采取有效措施，避免后续带来的医疗纠纷风险。以前碰到的比较明显的上颌窦骨折，调整咬合关系时较为容易，对隐匿性上颌窦骨折，要保持警惕。

（龚龙岗　李巧玉　邢园　吴雨桐）

26. 鼻畸形精准治疗的体会

（1）鼻的数据

1）鼻的位置。以鼻根为中心，此圆的弧经过鼻小柱、鼻翼缘。鼻的正面观及侧面观呈黄金三角形。鼻尖与鼻孔比例为 1 : 2。

2）鼻的长度与宽度。鼻的长度为额面长度的 1/3，鼻的长度与鼻头比例呈 1 : 0.67。

3）鼻头弧度。美观的鼻型，鼻翼缘和鼻小柱最低部分的轮廓往往呈现出柔和的"海鸥翅膀"外观。

4）标准鼻线。一般不能低于 9 mm，男性一般为 12 mm，女性为 11 mm，鼻头与鼻梁突出 1～2 mm。

5）鼻的高度。鼻根高度指鼻根在两眼内眦连线上的垂直高度；鼻尖的理想高度应相当于鼻长度的 1/3。

6）鼻头高度。侧面鼻头与下巴连成线时，上嘴唇相差 2 mm，下嘴唇相差 1 mm。

7）鼻尖侧面鼻小柱。理想的侧面鼻小柱与人中成 95°～100°，鼻头与鼻小柱成 30°～45°。

8）鼻翼角度。理想的鼻外形为上窄下宽呈斜形，其斜面与面部相交成 21°～25°。

（2）鼻畸形

外伤性、感染性、先天性、医源性鼻畸形：骨骼的畸形、软组织的瘢痕形成畸形（图 79）。

鼻畸形的修复：植入坚强的移植材料。恢复鼻的支架并抵抗瘢痕引起的收缩力，以获得稳定的修复后形状。

自体软骨是鼻畸形术的理想移植材料（图 80），属于活组织移植，很少吸收，无排斥反应，很少发生并发症。软骨与周围组织形成纤维连接而获取营养后软骨细胞即成活而能进行正常代谢活动，很少发生退行性变（图 81）。

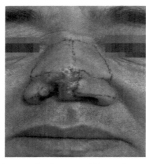

图 79 鼻畸形（彩图见彩插 22）

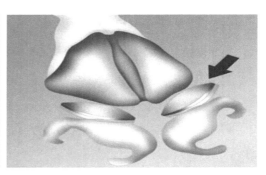

图 80 自体软骨（彩图见彩插 23）

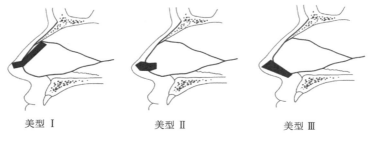

美型 I　　　　　　美型 II　　　　　　美型 III

图 81　鼻中隔软骨

　　自体软骨移植用于鼻畸形术有很多优点并能取得良好的手术效果，但也存在缺点，如供区的并发症、手术时间较长、供源受限等（图 82）。另外，自体软骨移植后可出现血肿、感染等，但感染的发生率相对较低。

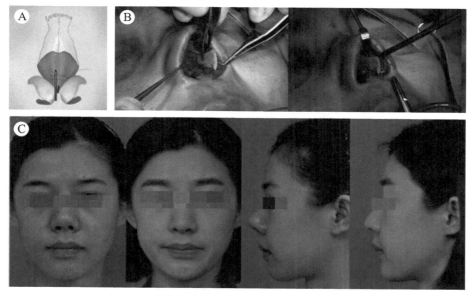

图 82　自体软骨移植及手术效果（彩图见彩插 24）

　　支撑鼻部骨性解剖：位于两上颌骨额突之间，构成鼻腔上部，呈长方形，上端窄、厚，下端宽、薄，两面、四缘。

　　鼻邻近结构：上颌骨额突、额骨鼻突、鼻中隔、泪囊、鼻颌缝、额鼻缝、额颌缝、鼻骨间缝。

（3）检查方法

1）X 线。拍摄侧位（图 83）。

2）HRCT。横断面：听眶下线。冠状面：鼻骨长轴平行线（图 84）。层厚：1 ～ 2 mm。典型的鼻骨骨折伴有移位（图 85、图 86）。

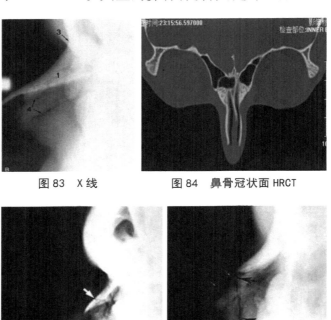

图 83　X 线　　　　　图 84　鼻骨冠状面 HRCT

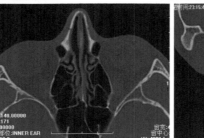
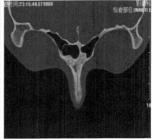

图 85　典型的鼻骨骨折伴有移位

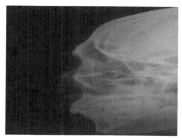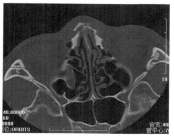

图 86　双侧鼻骨骨折

（4）高分辨率超声运用

近年来，随着国内外手术微创化及颌面部整形美容术的迅速发展，以及高分辨率超声仪器的发展和超声新技术的推广，肌肉骨骼系统超声成像技术成为医学影像学的重要组成部分之一。

超声检查作为评估颌面骨折的替代技术被引入，应用于头颈颌面部超声医学的研究成果正发挥着越来越重要的作用（图 87、图 88）。

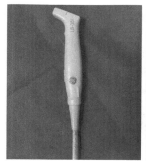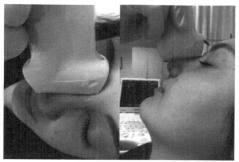

图 87　超声探头　　　　　　　图 88　超声探头的使用
（彩图见彩插 25）　　　　　　（彩图见彩插 26）

土耳其的 Caglar 等学者尝试应用超声作为常规 X 线检查的替代方法，探讨其在鼻骨骨折诊断中的临床价值，研究表明超声诊断鼻骨骨折的敏感性为 84.8%，特异性为 93%，阳性率为 90.7%。

1）超声检查的优越性。高频超声能够清晰显示鼻骨及其毗邻组织的边界、内部回声性状及血流分布状况等，对鼻骨及其周围软组织的诊断具有独特优势。

高频超声是实时、空间分辨率高、快速有效、无辐射的影像学检查方法，适合孕妇和儿童等特殊群体。

超声影像技术弥补了 CT、MRI、X 线的不足，为临床诊治效果提供了可靠而丰富的影像学信息，可作为鼻骨骨折首选有效无创的检查方法，值得临床推广应用。

2）单纯线性鼻骨畸形声像图特点。鼻骨骨折断端可见骨皮质回声带的连续性中断、错位分离、成角，骨折端周围可见不规则的低无回声暗区（图 89）。

3）粉碎型鼻骨畸形声像图特点。鼻骨骨折部分骨皮质回声带探及 2 个及以上的连续性中断，断端显示增强的回声，错位分离、成角、相互重叠，其后伴有声影，骨折断端可见孤立的点状、斑片状或者团块状强回声（图 90）。

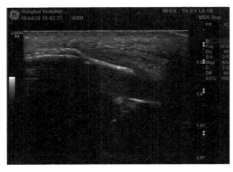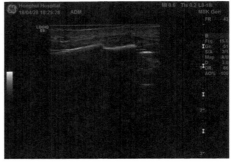

图 89　单纯线性鼻骨畸形　　　　图 90　粉碎型鼻骨畸形

4）复合型鼻骨畸形声像图特点。复合型鼻骨骨折除了包含单纯型鼻骨骨折和（或）粉碎型鼻骨声像图外，还合并鼻中隔偏曲移位血肿声像，若鼻骨及内眦部皮下气肿，则可见气体强回声的振铃伪像（图 91）。

5）不完全型鼻畸形声像图特点。超声横切面显示鼻骨皮质连续性完整，鼻骨局部成角无移位，鼻骨骨膜局部粗糙隆起，浅方皮下软组织可见形态不规则的不均匀回声（图 92）。

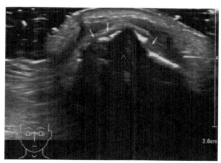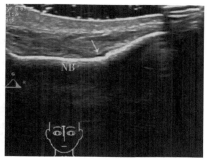

图 91　复合型鼻骨畸形　　　　　图 92　不完全型鼻畸形

6）鼻畸形（软组织）精准修复的意义。恢复鼻外观美容，满足患者生理、心理、社会、婚姻等的需要（图 93）。

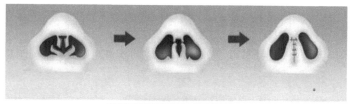

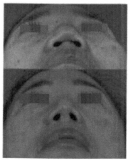

图 93　鼻外观美容（彩图见彩插 27）

7）鼻畸形（骨性）精准修复的意义

符合鼻腔功能的需要（呼吸、嗅觉等）。鼻骨骨折术前超声见左 / 右鼻骨骨皮质连续性中断，断端移位，测骨缝间距约 4 mm。鼻骨骨折术后半小时探查（双侧对比）：左 / 右侧鼻骨骨皮质连续性中断，测骨缝间距为 0.1 ～ 0.2 mm（图 94）。

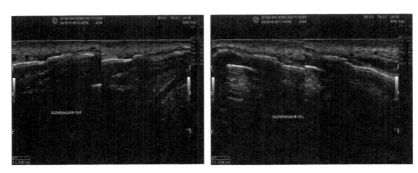

图 94　鼻整形复位术后高频超声表现

（龚龙岗　李巧玉　邢园　吴雨桐）

27. 可吸收材料在头面部手术中的运用

探讨可吸收材料用于头颈部骨折内固定的临床疗效（图 95）。方法：选 2011 年 2 月—2023 年 5 月行可吸收材料切复内固定术共 500 例，随访 2 个月至 1 年，进行临床总结分析。500 例手术均一期愈合，随访者未见严重手术并发症。

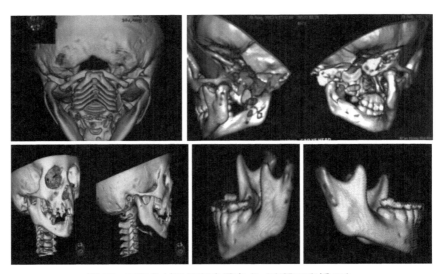

图 95　可吸收材料切复内固定术（彩图见彩插 28）

可吸收材料相对于金属植入物具有优势（表1），可应用于儿童和成人患者（图96、图97），临床运用见图98。

表1　可吸收材料的优势

金属材料的弊端	可吸收材料的优势
二次取出	无须二次取出
应力遮挡、骨折愈后不良	避免应力遮挡
影像干扰	无影像干扰，不产生伪影
金属组织积聚	无金属组织积聚
生长限制	吸收后无并发症
	儿童患者无生长限制

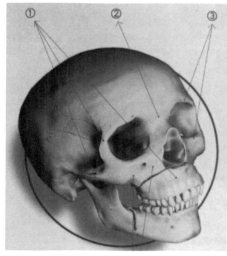

①额颧缝、颧弓、梨状孔下缘、眶缘；②额鼻缝、鼻骨，可使用X型板；③眶下缘、眶上缘。

图96　儿童颅部解剖

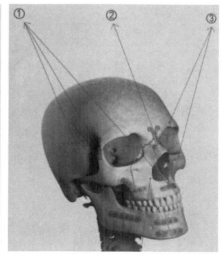

①颧额缝、颧弓、梨状孔下缘、眶缘；②额鼻缝、鼻骨骨折，使用X型板；③眶下缘、眶上缘

图97　成人颅部解剖

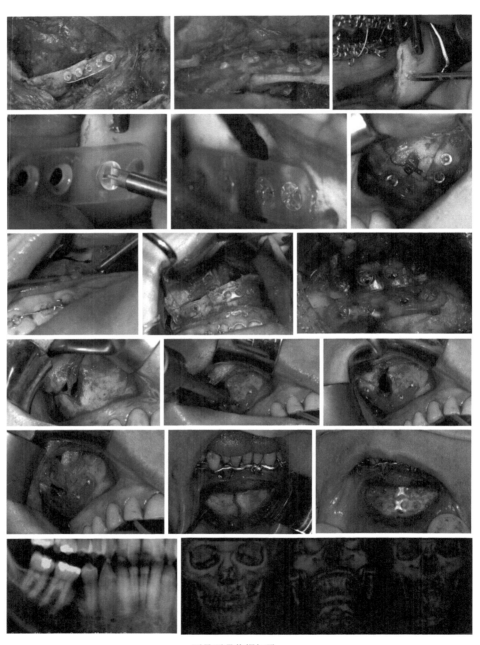

可见可吸收螺钉孔。

图 98 可吸收材料的临床应用（彩图见彩插 29）

头颈部之上颌窦位于双侧颌面部主要部分，其骨折可引起面部畸形及上颌窦腔功能障碍，治疗的关键是正确复位和良好固定。传统的颌骨骨折内固定以金属材料为主，采用微型钢板或钛板作骨间固定，坚实可靠，其缺点是存在应力遮挡作用，破坏了骨的正常压力模式，妨碍初期骨痂的迅速形成，腐蚀释放金属离子，骨折愈合后，一些患者面部有异物及不适感。由于这些不足，国内外近年来已开始在临床应用新的替代材料。尤其是第三代生物型可吸收植入材料的运用，在上颌窦各壁骨折的治疗中发挥了极好的作用。第三代生物型可吸收植入材料主要是由左旋乳酸、内消旋乳酸和 TMC 单体等非晶体高聚物合成。这种内固定物随着骨折愈合而逐步吸收，既避免了应力遮挡作用，又不需二次手术取出而显示其优越性。

可吸收网板较薄，方便螺丝固定且容易塑形和修整，而且不需二次手术取出，笔者认为，使用网板可以替代金属板和钉，适用于轻度至中度程度的额窦骨折的固定（图 99）。

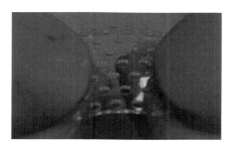

图 99　可吸收网板（彩图见彩插 30）

3D 打印技术术前预案见图 100。3D 打印技术的临床运用见图 101。

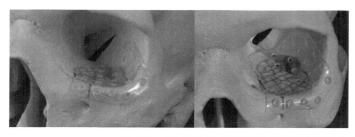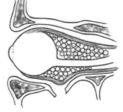

图 100　3D 打印技术前预案（彩图见彩插 31）

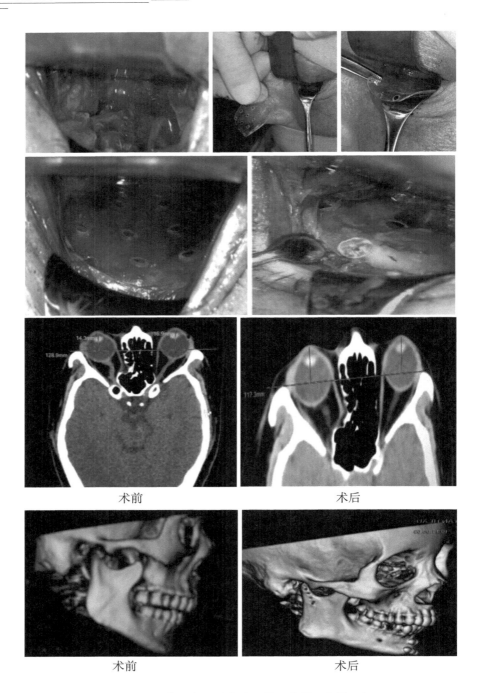

术前　　　　　　　　　　　　　　术后

术前　　　　　　　　　　　　　　术后

图 101　3D 打印技术的临床运用（彩图见彩插 32）

耳鼻咽喉头颈外科用可吸收网板治疗头颈部骨折，并行切复内固定术，上颌窦前壁及后外侧壁骨折。上颌窦合并颧骨骨折、并伴有眶底骨折等多发性骨折均因外伤入院。在被告知各种内固定材料的利与弊后，患者均选择可吸收板作为内固定材料。

芬兰 Inion 公司生产的第三代生物型可吸收植入材料 Inion CPS™，主要成分由左旋乳酸、内消旋乳酸和 TMC 单体等非晶体高聚物合成，板厚 0.6 mm。固定螺钉 2.0 mm，长度 4～6 mm。

在全麻下，行口内前庭沟切口或睑下缘切口，充分暴露骨折部位，去除肉芽组织，复位骨折断端，多采用鼻内开窗与外复位技术结合，恢复正常骨面结构。根据上颌窦形态剪取合适的网板，用 55℃恒温水箱加热 10～15 秒，网板软化后迅速贴覆骨折骨面，使之与上颌窦骨壁面紧密贴合，选择未发生骨折及稳定位置，行电钻钻骨孔，手动丝攻备骨孔螺纹，选长度为 4～6 mm 的螺钉固定。必要时调整咬合关系，冲洗缝合切口。骨折固定稳定，无异常骨动度，咬合关系好，张口度张口型正常。术后 CT 仅见骨折端的螺钉孔，内固定板不显示。要求患者在第 3 个月、6 个月各复诊 1 次。以后每隔 6 个月复诊 1 次。随访 3 个月～1 年均未见骨折移位、骨髓炎、局部炎症或包块形成等并发症，局部无异物形成。位于皮下的可吸收板在术后 1 年左右触诊逐渐模糊。即使在可吸收材料完全吸收后，重建的眶壁也可以形成瘢痕组织支持眶内容物。

可吸收内植入物对降解时间的要求：①适宜的降解时间与临床相匹配；②针对适应证，强度应与愈合时间相匹配；③降解速率稳定，不产生降解物产生的峰，减轻组织反应。

可吸收材料主要是由左旋乳酸、内消旋乳酸和 TMC 单体等非晶体高聚物合成，单体通过三羧酸循环被代谢为二氧化碳和水，而后通过呼吸系统和尿液排出体外。但其初始机械性能仅中等，且降解速度很快，一般在 6～16 周甚至更久会有 19%～44% 的分子质量流失，其机械性能也会明显减少。CPS™ 在目前应用较广泛，有良好的生物相容性、适宜的生物降解特性、优良的力学性能及可加工性。可吸收板也有其不足之处，最大的不足是相对于钛板强度不足，但对不受力的上颌窦壁骨折较为适用。但可吸收板降解产物为酸性，即在可吸收板的降解期间，骨折区一直处于低 pH 状态，这种环境易引起局部炎症反应，影响成骨细胞活性。而且可吸收板对 X 线不阻射，这对手术后疗效观察造成一定的不便。根据可吸收板的特性，临床上主要用于上颌骨、颧骨、眶底等受力较小的骨折断端间的固定。因此可吸收材料运用广泛，在耳鼻咽喉头颈外科整形修复中不可或缺。

（龚龙岗　李巧玉　邢园　吴雨桐）

28. 头面部数字化技术及未来发展趋势

现代颅颌面外科开端于对严重复杂的先天性颅面畸形的手术治疗，以 Tessier 等人的颅面大型截骨植骨 3 项基本技术为基础，较迅速地在科技与经济发达国家中逐步发展，虽然已有 30 余年的发展历程，但与其他外科学分支学科相比，仍然是一门较为年轻、充满生机的学科。在过去的 30 年中，生命科学飞速发展，新技术设备层出不穷，颅颌面外科医师越来越重视基础研究，认识到只有不断充实完善理论知识体系，颅颌面外科才能成为一门成熟的临床医学学科。如今的颅颌面外科已不仅仅是用于治疗先天性颅面畸形的手术学科，其自身发展的同时也在逐步向更纵深、更精细的领域或分支学科分化。更有深远意义的是，颅颌面外科医师在与现代生命科学、信息科学相关学科的协作中，正逐步衍生出新兴的边缘学科或交叉学科领域。其中有代表性的研究领域包括：颅颌面先天畸形的分子生物学和分子遗传学研究、颅颌面肿瘤的基因治疗和生物治疗研究、颅颌面骨组织工程及再生生物材料研究、颅颌面骨融合种植技术研究、颅颌面切开成骨的基础与临床应用研究、颅颌面微创 – 内镜外科技术的研究与应用、计算机虚拟现实手术仿真技术、计算机辅助手术设计/制作/导航技术的研究与应用等。这些研究工作及其研究成果的临床应用，形成了新世纪初叶颅颌面外科发展的主流趋势。

28.1　颅颌面骨组织工程及再生生物材料研究

促进骨折愈合和骨缺损再生修复的现代治疗方法主要为自体或异体骨移植、异质材料植入、电磁刺激疗法、牵引成骨、生长因子骨再生诱导、细胞基因治疗及骨组织工程。

对于 21 世纪的外科医师来说，有多种骨再生修复的治疗方法可供选择。对于绝大多数传统的骨再生修复治疗方法，自体骨移植的疗效被视为判断各种疗法的衡量基准。组织工程的出现对此提出了挑战。

自体骨移植，异基因骨库骨移植、各种异质材料植入，以及骨牵引成骨技术等都将继续作为颅面骨缺损修复的治疗选择。但是，只有组织工程技术和组织工程骨产品的研究和应用，才能保证满足足量、有效、可预测的颅面骨再生修复的临床需求。临床外科医师也将看到组织工程骨再生修复成为优于自体骨移植的治疗方法。

组织工程是运用生物工程学、材料科学、细胞分子生物学原理与方法，构建具有生命力的组织器官替代物，在结构和功能上完全替代或修复缺损或病变的人体的组织器官。

骨组织工程研究主要有三方面内容：①种子细胞的选择培养传代、分化；②细胞外基质支架的研究；③细胞生长因子调控及细胞内外生物信号传导的研究。

目前用于骨组织工程的种子细胞多采用骨膜的成骨细胞和骨髓基质干细胞。研究表明，人骨膜成骨细胞的成骨能力不随年龄增长而减弱。因此，许多研究者分离骨膜成骨细胞并培养建系，将其作为组织工程骨的种子细胞。骨髓基质干细胞具有多向分化潜能，在生理条件下，其能自然分化为成骨细胞；在损伤刺激和生长因子诱导下，能向成骨细胞方向分化。因此，以骨髓基质干细胞为种子细胞构建组织工程骨的研究日益增多。

目前组织工程骨细胞外基质支架材料有两大类：一是天然高分子聚合物，如胶原、纤维蛋白等；二是人工合成的高分子可降解聚合物，主要有聚乳酸（polylatic acid，PLA）、聚乙醇酸（polyglycolide acid，PGA）、聚羟丁酯等。

PLGA 多孔材料为组织细胞提供三维立体生长空间，是一种较理想的有利于荷载种子细胞和生长因子的结构形式。目前可利用溶剂浇铸、微粒滤除、相分离和气体发泡等技术来制作多孔状 PLGA 材料，其孔隙率高达 94%，连续的固相结构使其抗压强度达 10 kPa 左右。为增加机械强度，适应骨骼的负重支撑等生理功能，可将羟基磷灰石与 PLGA 复合形成多孔复合基质材料。实验结果显示复合材料抗压弹性模量随 HA 成分的增加而增加。

天然高分子聚合物，如胶原、纤维蛋白等有良好的生物相容性，有利于成骨细胞的黏附、增殖和分化。但由于缺乏一定的机械强度，不能单独作为成骨细胞基质材料。人工合成可降解聚合物材料，由于其组成成分、分子量表面微结构、大体形态、机械性能、降解时间等都能预先设计和调控，最后完全降解吸收，避免长期异物反应的危险。与天然生物材料相比，人工合成材料最大的缺点是缺乏细胞识别信号，不利于细胞特异性黏附及特异基因的激活。为了增强材料对种子细胞的黏附力，采取吸附或溶剂链接方法，将纤维连接蛋白、胶原或某些促细胞黏附氨基酸短肽如精氨酸 – 甘氨酸 – 天冬氨酸（Arg-Gly-Asp，RGD）短肽引入基质材料的表面或整体，可促进细胞黏附，增强生长分化。随着纳米材料科学及其制作工艺的不断发展，以及对材料与细胞相互作用研究的深入，一种荷载有细胞生长因子纳米微球的可降解基质材料正处于研制开发中。通过生长因子控制释放来调控成骨细胞或骨髓基质干细胞黏附增殖和分化。

目前许多研究结果表明多种细胞生长因子以自分泌或旁分泌方式调控骨细胞的增殖分化及骨基质的合成与降解。研究较多的是转化

生长因子 -β、碱性成纤维细胞生长因子、胰岛素样生长因子、骨形态发生蛋白（bone morphogenetic protein，BMP）等。其中骨形态发生蛋白 -2（BMP-2）促进骨质形成的作用最强，因此 BMP-2 也就多被应用于组织工程骨构建及骨缺损修复。外源性 BMP 植入体内会迅速稀释和降解而丧失其生物学活性。目前有 2 种方法可使 BMP 在组织工程骨构建中发挥功效：一是 BMP 与 PLGA 微粒结合而将其固着于 PLGA 细胞外基质支架上，随着 PLGA 的降解，BMP 被缓慢释放，在成骨区域维持有效浓度，促进种子细胞增殖分化及基质分泌，充分发挥诱导成骨的作用；二是将 BMP 基因用脂质体或病毒载体转染导入骨组织工程种子细胞内，形成可转录和翻译的 BMP 基因嵌段，持续表达分泌 BMP 产生诱导成骨作用。若将 BMP 基因转染骨髓基质干细胞，能加速其向成骨细胞分化，不仅有利于组织工程骨的构建，而且细胞分泌 BMP 能增加新形成骨的骨质强度和稳定性。

在基因治疗技术越来越多地应用于骨组织工程研究的同时，干细胞技术已逐渐成为组织工程中的一项重要内容。许多学者在体外培养扩增骨髓基质干细胞，并植入受体体内再生骨骼。目前骨前体细胞系（osteoprogeni-tor cell line，OPCL）不仅能采集、扩增和再植，重要的是它可以迅速地用于临床。组织工程化 OPC 疗法可通过引入足够数量的成骨细胞前体细胞补偿老年患者或骨质疏松患者骨质愈合功能之不足。

仿生细胞外基质或输送载体系统的研究也是骨组织工程学研究的方向之一。仿生细胞外基质（biomimetic extracellular matrix，BECM）将所荷载的种子细胞、生长因子等予以保护并局部化，以一种可预测的、时间控制的方式释放其所荷载的生物信号分子，促进种子细胞生长，其作用如同天然细胞外基质，直到足够的功能细胞构建形成新的细胞外基质。国外学者已开发出复合载有 BMP 和 OPCL，由 PLGA和 I 、IV 型胶原构成的仿生细胞外基质，成功地用于修复大鼠颅骨基准大小的缺损，并将继续进行高等动物实验研究。

骨组织工程为颅面骨的再生修复提供了新治疗方法，其发展涉及细胞分子生物学、组织病理学、生物化学、分子遗传学、分子免疫学、生物力学、材料科学、仿生学等知识和技术，是一个多学科交叉研究领域，其未来发展将会彻底改变传统医学对骨疾病、创伤或骨缺损畸形的治疗模式，将有广阔的发展及应用前景。

（龚龙岗　李巧玉　邢园　吴雨桐）

28.2 颅颌面外科微创－内镜技术应用研究

1983 年和 1987 年法国医师 Dubois 首先将内镜技术用于腹部外科手术，通过腹壁小切口，成功地完成阑尾切除术和胆囊摘除术。此项手术技术的优点很快受到世界各国外科学界的重视，外科医师纷纷将内镜技术应用于许多常规外科手术。这项技术被称为内镜外科（endoscopic surgery），由于内镜外科手术具有创伤微小的突出特点，亦被称为微创－内镜外科（minimally invasive surgery）。

1992 年 6 月法国医师 Marchac 在上海召开的第二届全国整形外科学术会议上做了内镜技术在面部整形外科应用的报告，首次将此项技术介绍到我国整形外科学界。1998 年 Jimenez 首先将此项技术用于先天性颅面畸形的矫正手术。

内镜－微创外科技术在颅颌面整形外科的应用主要有内镜骨膜下剥离额部除皱术、面颈部除皱术、辅助鼻骨或下颌角截骨手术、颅缝早闭症颅缝切除颅骨扩张术等。

常用的内镜外科器械包括三极切开钳（tripolar cutting forceps）和钉式缝合器（staplers）。三极切开钳由一副双极电凝钳和刀片组成，钳夹住组织电凝止血，刀片随即切开已电凝的组织，止血彻底，术野清晰，操作便捷。钉式缝合器因手术而异。

颅骨整形所用的是杆状硬性内镜，能为手术医师提供良好的光学视野和清晰的分辨率。一副 0° 弯角、4 mm 直径的内镜器械用于帽状腱膜下间隙观察，并将头皮从颅骨表面剥离。一副 30° 弯角、

4 mm 直径内镜器械，用于观察颅骨内面并将硬脑膜钝性剥离。镜下图像可用数字化仪捕捉或再现于高分辨率监视器屏幕上。当切除骨化颅缝组织时，骨断端可用 25 W 功率的吸引 / 电凝器（suction/cautery unit）止血处理。可弯曲绝缘金属脑压板用于提起头皮或保护硬脑膜。用骨剪或 Mayo 剪切除骨化颅缝组织，并在颅缝双侧呈"桶板状"（barrel-stave）截开扩张颅骨。

Jimenez 总结了自 1998 年以来用内镜 - 微创手术治疗的 70 余例先天性颅缝早闭症的经验。矢状缝早闭患者术后 3 周头颅测量指标便恢复正常；额缝早闭症患者增加了内眦间距或矫正了眶距增宽；冠状缝早闭患者矫正了颅眶垂直向移位及鼻根变异。他指出所有患者术后须佩戴个体化矫形头盔（orthotic helmet）6～9 个月以保持疗效。所有病例未出现硬脑膜撕裂、矢状窦、横窦损伤、静脉栓塞、感染、脑脊液漏或神经损伤等并发症。只有一例患者需要术中输血。这组病例中 65 例（90% 以上）患者手术后当天即出院。

内镜 - 微创外科手术的优点：①手术切口短小，减少切口瘢痕；皮肤感觉神经损伤少，术后切口附近无麻木感。②患者及其家属容易接受小切口、微创伤的手术。③可避免经典的颅面外科冠状切口进路造成的切口处脱发。④内镜微创操作可避免血管神经损伤，减少出血，避免输血。⑤内镜微创手术剥离范围较小，对术区静脉，淋巴系统损伤较小，术后颅面部水肿较轻，恢复较快。⑥住院时间缩短，术后并发症显著减少，减轻患者家庭的精神和经济负担。

内镜 - 微创外科技术在颅颌面整形外科的应用，已显示其较常规手术的优越之处。在集合了内镜器械、手术仿真及立体导航设备的机器人手术系统的研制开发后，内镜微创手术的适用范围将进一步扩大，使局部术野可视化变为整体解剖可视化，进一步提高手术的精确度、安全性及疗效。将引起颅颌面外科手术模式的巨大变革。

（龚龙岗　李巧玉　邢园　吴雨桐）

29. 头面部手术修复及新材料

以骨整合种植体（osteointegration implant）为基础的颅颌面种植修复技术是一门新兴的生物医学工程技术。

许多医学科学的重大发现源自研究者细致的研究及其对意外现象的敏锐观察力。20 世纪 50 年代，一位瑞典研究者在研究骨、骨髓和微循环时，用钛金属代替价格昂贵的钽制成观察器，并将其用螺旋固定于骨内。几个月后，当他将钛制观察器取出时意外地发现兔的骨组织已经生长进入观察器中，钛与骨联为一体。这位研究者就是 Per-Ingver Branemark 教授。随后，他提出了"骨整合（osteointegration）"的概念，即有机活性骨与无生命的异质材料钛之间形成功能与结构上的结合。Branemark 的研究成果及其研制开发的 Branemark 种植系统为颅颌面种植修复技术的临床应用及发展奠定了基础。

29.1 耳缺失种植赝复体重建修复术

长久以来，传统的耳赝复体（义耳）固位方法一直是利用外耳道将义耳插入，或采用胶水、双面胶带黏合、借助残留组织倒凹或借用眼镜框架连体固位义耳，但所有这些方法的固位效果均不甚理想。缺点是患者使用十分不便，且固位不可靠，易脱落易损坏，且粘贴剂常致皮肤炎症。以颞骨区骨内种植体为支持的耳赝复体为全义耳的固位建立了牢固的基础，克服了传统义耳固位不方便不稳定的缺陷。近来的研究显示，种植义耳具有外形逼真、佩戴脱卸方便、固位可靠、寿命长及无须辅助装置且不受户外体育运动影响等诸多优点。手术分两期进行。

第 I 期：种植体植入术（fixture installation）距耳缺失区外耳道后方 30 mm 处的乳突上方做一弧形切口，切开皮肤、皮下及骨膜，应用骨膜剥离器紧贴骨面翻瓣后显露骨面。种植离制备及植入种植体，作为耳赝复体的支持固位需用 2 ～ 4 个种植体。

第 Ⅱ 期：基台连接术（abutment operation）一般在第 Ⅰ 期术后 3～4 个月进行，在原切口处重新作弧形切开。需要十分注意的是，此时要切除种植体周围切口内皮下组织，使其向种植体处逐渐变薄。先后用专用皮肤环形切取器做种植体上方皮肤及骨膜环切，根据皮肤厚度一般旋入 4 mm 标准长度基台，其后将直径 10～20 mm 塑料制愈合帽旋入基台内螺纹内。在第 Ⅱ 期种植术后 3～5 周即可行受植区的取模及上部义耳的制作与连接工作。

近年来，种植义耳的手术方法日趋成熟，临床效果佳，并发症少，越来越受到大多数耳缺损畸形患者的欢迎。

29.2 眼眶缺损种植赝复体重建修复术

其适应证包括：①眼球及周围软组织因肿瘤、外伤等原因，接受眼内容物摘除术后遗留眶内凹陷畸形者；②肿瘤手术眶内容物摘除及部分眶骨切除后，遗留眶部缺损凹陷畸形者；③先天性无眼畸形患者。

对于眼球和眶部肿瘤患者，术前的治疗设计若考虑术后应用种植赝复体修复时，须注意如下问题：①若因结膜缺损、瘢痕等因素导致上、下睑穹隆消失，眼窝缩小及眼睑凹陷者，种植前应行眼窝眼睑成形术。②手术切除眼部肿瘤的同时，若有可能，尽量保留眉毛，这一解剖结构的保存特别有助于整个眼眶赝复体的真实和美观效果。③眼窝创面的覆盖所选用的皮片不宜厚实，否则眼窝过浅不利于在缺损边缘眼骨上植入种植体及其上部支架的连接，也不利于赝复体设计及就位后的稳定性。

赝复体固位方式的选择主要根据缺损的大小，种植体的位置、方向及种植体的数目而定。眼部种植赝复体固位附着方式主要有以下 3 种：①杆卡式附着固位法；②个体化磁性体附着固位法；③球 - 槽附着固位法。

据报道，应用 Branemark 种植系统支持固位的眼眶种植赝复体的成功率在 92% ～ 96%，在放疗后的眼骨上植入种植赝复体，虽经高压氧治疗，但其成功率较低，仅为 45% ～ 57%。与口内种植情况不同的是，眶区种植赝复体大多数失败发生在晚期，其原因是多方面的，主要归咎于种植体骨界面骨的代谢及改建适应能力差、感染、过负载或这几种因素的复合作用。为确保眼部种植赝复体的长期稳定性，根据生物力学分析与研究，采用连杆整体支持法或个别独立支持法时至少植入 3 个支持固位种植体。

29.3 鼻缺损种植赝复体重建修复术

面中份皮肤及黏膜鳞状细胞癌或基底细胞癌等恶性肿瘤手术切除后或外伤等因素，可致鼻部不同程度的缺损。应用现代整形外科及显微外科技术，虽能通过局部皮瓣、皮管或游离皮瓣等进行鼻缺损的修复与再造，但修复后的外形、质地、色泽往往难以达到理想的效果。全额皮瓣供区新的畸形、皮管转移手臂头部固定与多次手术的痛苦，常使患者难以接受。因此，应用鼻部赝复体结合骨内种植体有效固位的现代种植重建修复技术是这类患者选择恢复正常面部形态的可靠方法之一。

在拟行种植赝复体修复鼻缺损前进行肿瘤切除术或外伤清创缝合术时，应注意：①计划行全鼻切除时，鼻骨不宜保留；②全鼻切除后须修整鼻中隔基底部；③有条件时尽量保留前鼻棘；④采用薄断层皮片移植覆盖手术切除后遗留的受区创面。对缺损区进行辅助性修整的目的在于为后续种植修复提供适宜的受植床，以便能使重建的种植赝复体获得最佳的美观效果。

骨内种植体植入部位的选择一般根据缺损形态和范围而定，植入的常见部位是额骨、颧骨、残余上颌骨及上颌结节。

对于面中份恶性肿瘤患者，手术切除的洞穿性缺损畸形会造成心理上的严重创伤。为此，在手术前先取面部记录模型，肿瘤切净后即刻取制面部印模，记录缺损部位及相邻结构的三维形态。再根据复制后的石膏模型，参照术前面部模型制作符合患者面部形态的鼻部临时假体，并在术后 24 小时内放置于患者面中份缺损区。

临床实践证明，尽管部分或全鼻切除后的缺损均能通过种植赝复体成功修复，但比较下来，全鼻种植赝复体的修复视觉效果较部分义鼻好。原因是部分鼻缺损后赝复体固位反而较为困难，赝复体边缘嵴无法隐蔽且明显可见，而全鼻缺损后则有一个适宜的受植床，赝复体边缘嵴也常与鼻旁周围皮肤皱褶一致或可借助眼镜遮盖。因此，重建全义鼻更逼真，视觉效果更佳。

在组织工程学尚未成功应用于临床颅颌面器官缺损再造修复的今天，利用骨整合式种植体作为修复与重建颜面各类器官缺损赝复体及义齿的支持固位体，将有着良好的应用前景。实践证明，以纯钛螺旋形种植体为代表的骨内种植体，因其与活体骨有着良好的生物相容性，能起到长期稳定的固位作用。这一技术的应用对于提高颅颌面缺损畸形患者的生活质量，尤其是在功能、美学及心理方面均起着重要作用。

在口腔内种植成功基础之上发展起来的颅颌面种植学，是一门更为年轻的分支学科。基础和临床的多学科积极参与是其进一步发展的动力来源。尽管目前颅颌面赝复种植领域取得了一些可喜的成绩，但仍有不少问题尚待研究和解决，例如，穿皮种植体与周围软硬组织的相互作用与愈合方式；赝复种植体直径、长度与骨界面的应力分布及应力作用所引起的组织效应；颅面骨内种植体结构的合理设计、种植材料的进一步筛选；放射治疗对颅面骨内种植体的影响及种植后穿皮种植体附着皮缘的保健等。

颅颌面种植重建修复是一项高科技、高标准及组织严密有序的系统工程。无疑，其远期成功率主要取决于专业协作组工作效率和服务的质量，也取决于涉足这一领域有关学科中各专家学者的密切配合，同时也依赖于临床操作者对各项原则的深刻领会和严格而娴熟的执行。颅颌面种植重建修复工程的成功完成，涉及整形外科、口腔颌面外科、口腔修复科、口腔牙周科、耳鼻咽喉科、眼科、放射科，以及心理卫生等诸多学科的积极参与和共同努力。可以说是多学科知识投入、密切协作的结晶。只有这样才能使适应证的选择、治疗计划的制订、术前设计和预测、手术操作、赝复体修复、定期随访等各方面更具有科学性和完整性。

（龚龙岗　李巧玉　邢园　吴雨桐）

30. 阻塞性睡眠呼吸暂停综合征的正颌外科治疗

1837 年英国作家查尔斯·狄更斯在其小说 *The Posthumous Papers of Pickwick Club* 中描述了一位名叫 Joe 的肥胖和极度嗜睡的男孩。此后，Pickwicken 一词就被用来描述具有类似症状的患者。1966 年 Gastant 等在其 Pickwicken 的病例研究报告中，首先描述了睡眠中反复发生的呼吸暂停。1972 年 Guilleminault 首次使用"睡眠呼吸暂停"和"阻塞性睡眠呼吸暂停综合征"描述这类疾病。在此之前人们认识的 Pickwicken 疾病的表现只是肥胖和极度嗜睡。

睡眠呼吸暂停是指睡眠中口鼻气流中止 10 秒以上的情况。Riley 将其分为阻塞性睡眠呼吸暂停（即口鼻气流停止但胸腹呼吸动作存在）中枢性睡眠呼吸暂停（即口鼻气流停止同时呼吸动作消失），以及混合性睡眠呼吸暂停（指前述两者按中枢—阻塞的顺序发生的类型）。睡眠中呼吸紊乱还有一种被称为低通气的情况，其定义为潮气量减少 50%，血氧饱和度下降 4% 以上。睡眠中反复发生以阻塞性睡眠呼吸暂停为主并引发一系列睡眠中和清醒时的呼吸紊乱病理表现者，称之为阻塞性睡眠呼吸暂停综合征（obstructive sleep apnea syndrome，OSAS）。

OSAS 不仅因其睡眠打鼾和日间嗜睡（excessive day-time sleepiness，EDS）严重影响患者生活质量和社会接受性，还会因呼吸暂停和低通气反复发作所造成的频发低氧血症和高碳酸血症导致患者心肺血管和其他重要器官病变，甚至发生睡眠中猝死。因此，其是一种具有潜在致死性的睡眠呼吸紊乱性疾病。

Lugarsi 在北意大利人群中的调查资料发现打鼾发生率为 19%，男性占多数。Lavie 对以色列男性产业工人的调查表明 21 岁以上组 OSAS 的发生率约为 1%，由此可见，其并不是一种罕见疾病。

30.1 OSAS 的病因及发病机制

OSAS 的病因十分复杂，到目前为止，并未十分明了。比较集中的看法是这类疾病与上气道周围的软组织塌陷和上气道有关的解剖结构异常有关。

正常情况下，吸气时胸腔负压与上气道周围肌肉和韧带维持其开放的张力，是一个动态平衡的状态，这种平衡状态的打破，就造成了上气道的内陷。Strohl 和 Bear 注意到 OSAS 患者睡眠中颏舌肌肌电活动明显减少。Guilleminault 发现 OSAS 患者睡眠中咽肌活动反复发生突然消失，造成上气道狭窄甚至闭塞，这种气道内陷反复发生，大大增加了吸气时的阻力，机体不得不通过增加呼吸做功来克服这种阻力，进而加大了吸气时的负压，加重了气道内陷，这一恶性循环与 OSAS 的形成有关。目前认为 OSAS 上气道周围的肌张力下降，可能是中枢神经系统—周围神经—肌肉这一环节发生的调节障碍，也可能是 OSAS 长期反复发生夜间低氧，呼吸中枢对缺氧反应迟钝所致。

OSAS 患者广泛存在着包括鼻甲肥大、鼻中隔偏曲、舌根肥厚、软腭过长、腭盖低平、下颌弓狭窄、下颌后缩和（或）下颌发育不全等上气道周围结构的异常，这些结构异常直接造成上气道的狭窄和阻塞，是引起 OSAS 的重要原因。即 OSAS 患者在清醒时就存在上气道狭窄，睡眠中由于体位改变、重力原因，特别是上气道内陷的发生，可使气道闭塞，造成了气道的完全梗阻。

Tiner 认为下颌骨、舌根、舌骨和咽部水平的通气道口径与附着于这些结构上的肌肉和韧带密切相关。下颌骨后移、舌骨位置偏低可造成舌根后移和喉咽部气道狭窄。这也正是正颌外科可通过前移颌骨及舌骨、扩大喉咽部气道口径治疗 OSAS 的理论基础。

Bacon 认为 OSAS 的发生与一系列颅面结构异常有关。这类患者常表现为颅底短、颅底角小、后面高度不足、面下 1/3 高度增加、下颌后缩等。

Pierre-Robin 综合征、唐氏综合征和 Treacher-Collins 综合征、黏液性水肿、甲状腺功能减退、肢端肥大症等，均可由于存在小颌畸形、巨舌症和严重的上气道组织水肿而引发 OSAS。

1956 年 Kazanjian 注意到颞下颌关节强直继发小颌畸形，可引起 OSAS。这是由于关节强直破坏了下颌骨的生长发育中心之一——髁突，而且由于患者不能张口，缺乏咀嚼功能的刺激，进而导致了严重的小颌畸形。

正常睡眠中，每一特定阶段（如非快动眼睡眠 Ⅰ、Ⅱ、Ⅲ 和 Ⅳ 期及快动眼睡眠）都具有一定的比例，并且都以由浅入深再进入到快动眼睡眠的方式周期性进行。经过这样的睡眠，睡醒后才能感到轻松和精力充沛。而反复发生的上气道阻塞会造成反复的醒觉而打断正常的睡眠周期。反复发生的呼吸暂停会引起病理性的睡眠间断，其与夜间频发的低氧血症、高碳酸血症相叠加，从而造成了患者清醒后的疲劳感、日间嗜睡、智力退化、注意力不集中、性格改变、性功能障碍和晨起头痛等。

上气道阻塞发生时，血氧合过程几乎难以发生。血氧饱和度下降现象十分常见。

中等程度的 OSAS 患者夜间最低血氧饱和度常在 75% 左右，相当于动静脉血混合。频发的低氧血症可能造成以下病理变化：①血氧减饱和；②心血管系统的紊乱；③中枢神经系统继发于上述两点的变化，进一步加剧心血管系统的病理改变。上述病理变化也是造成高血压、心律不齐、脑梗死和抽搐发作，甚至猝死的病理学基础。

30.2 OSAS 的临床表现、诊断和鉴别诊断

（1）主要临床表现

睡眠打鼾：是 OSAS 患者就诊的主要原因之一。尽管不能肯定睡眠打鼾者就一定患有 OSAS，但打鼾的本质是软腭及咽周软组织在气流作用下的高频颤动，已标志着上气道的狭窄。OSAS 患者的鼾声与其他患者不同，声音响亮且不均匀，中间常常停顿，即发生了呼吸暂停。

日间嗜睡：是患者就诊的另一主要原因，其特点是日间发生与所处场合极不相符的无法抗拒的困倦感，且能马上入睡甚至猝倒。因此这类患者常易发生交通事故或工伤。患者发生日间嗜睡，经过一段时间的睡眠仍会有疲劳感。

睡眠中伴呼吸暂停发生的异常运动，如惊醒、睡眠中坐起、四肢类似拍击样震颤和梦游症等经常发生。

夜间遗尿症。

晨起头痛，醒后数小时可缓解。

性格变化：包括急躁、抑郁、精神错乱或神经过敏、敌视或好斗等。

其他：包括病态肥胖、性功能障碍（阳痿）和食管胃液反流等。

（2）诊断

病史：询问有关 OSAS 的病史对颌面外科医师来说十分重要。文献报道在国外就诊于颌面外科的 OSAS 患者，均先以睡眠呼吸障碍、日间嗜睡等主诉就诊于内科或睡眠疾病专科，明确诊断后，再由这些医师介绍到颌面外科治疗。在我国，很多患者即使存在严重的 OSAS 症状，但大多以面部畸形和口颌系统功能障碍而首先就诊于颌面外科。因此，颌面外科医师在接诊严重小颌畸形患者时，务必询问其与 OSAS 有关的问题，并尽可能进行呼吸睡眠多导图仪监测，从而准确了解病情。

临床检查：应包括对整个上气道的全面检查，特别是可能存在狭窄的部位，患者应在立位和卧位的情况下接受检查。

多导睡眠监测（polysomnography，PSG）：不仅用于睡眠呼吸紊乱诊断的建立，也可用于疗效的定量评价。Tiner 称其为建立诊断的"金标准"。PSG 是通过多个电极和换能器，将自机体获得的下列信号放大后同步记录于磁盘或记录纸上。这些项目包括脑电图、眼电图、颏肌肌电图和心电图，必要时使用 Holter 行心电监测，呼吸运动和膈肌功能等由感应性体积描记器记录，口鼻气流由温度计检测，血氧饱和度（oxygen saturation，SaO_2）以耳或指端脉搏血氧含量计测定。睡眠过程中按国际标准每 30 s 记录 1 次。其中脑电图、眼电图、颏肌肌电图确定睡眠分期，心电图检查心律不齐。通过对患者整夜睡眠或至少 4 小时的监测资料的记录和统计，得出下列指标：①阻塞性、中枢性和混合性睡眠呼吸暂停的次数，以及睡眠呼吸暂停最低通气占睡眠时间的百分比；②呼吸紊乱指数（respiratory disturbance index，RDI）是指睡眠中平均每小时呼吸暂停、低通气及呼吸努力相关觉醒次数之和；③最长呼吸暂停和低通气时间；④ SaO_2 降至 80% ～ 89%、70% ～ 79%、60% ～ 69%、50% ～ 59% 和 50% 以下的次数和 SaO_2 最低点；⑤睡眠结构。以阻塞性睡眠呼吸暂停为主，RDI > 5，SaO_2 < 85%，可以诊断为 OSAS。

X 线头影测量：用于研究头面部结构和上气道口径，其是目前寻找 OSAS 病例阻塞部位和病因研究的热点。Borowiecki 及 Bacon 选用大量测量项目揭示 OSAS 患者与正常人上气道结构的差异，从而揭示了 OSAS 患者上气道结构的特点；Riley 提出了便于指导临床应用的 X 线头影测量项目。在 Riley 的测量项目基础上，北京大学口腔医院伊彪等通过对 100 位正常中国人（男、女各 50 位）上气道间隙及相关结构的测量，建立了中国人上气道测量的正常参考值。其中不仅包括正颌外科常用的 S、N、ANS、PNS、A、B、Me、Go 点和 MP（下颌平面，通过 Me 点与下颌角下缘相切的线），还包括：

① H 点（hyoid），舌骨点，舌骨体最前最上点；② P 点（palate），软腭软组织外形最末点；③ Ge 点，颏棘点，下颌正中联合最后点和舌最前点；④软组织轮廓，包括咽后壁、舌和软腭外形。与上气道相关结构有关的 X 线头影测量项目包括：① SNA 角；② SNB 角；③ ANB 角；④ PNS-P 软腭长度；⑤后气道间隙（posterior airway space，PAS），即在 B 点至 Go 点连线或延长线上，舌根至咽后壁的距离；⑥ MP-HH 点至下颌平面的距离，代表舌骨位置。经统计学处理，男性与女性除 SNB 外，仅在 PNS-P、SPD、TD 三值上存在有意义的差异，这是由于男女性别间肌肉发达程度不同所致。二维的 X 线头影测量来评价一个立体的上气道空间存在缺陷，Riley 认为 CT 测得的后气道容积与其定义的后气道间隙存在正相关关系，且具有统计学意义。但我们认为由于侧位 X 线头影测量无法对上气道横径进行评估，实际上存在评价准确性不足的缺陷。

X 线头影测量是一种静态观察，不能完全反映动态下患者上气道的情况。鼻咽纤维内镜的使用，对于上气道的全面检查，除外隐匿性病变（如鼻咽部、喉咽部肿物，蹼状声带等）都十分有益。观察时令患者进行某些运动（如 Valsulva 动作、Muller 动作和前伸、后退下颌骨的运动等），可了解患者上气道的顺应性、上气道软组织内陷和上气道随下颌运动改变的情况。

对上气道评估的各种方法应该综合运用，单一检查对 OSAS 的诊断意义较小。

根据对上气道的全面评估，Fujita 提出了对上气道异常的分类。第 Ⅰ 类，口咽部轻度狭窄；第 Ⅱ 类，口咽部及喉咽部狭窄（A. 口咽部气道过度狭窄；B. 口咽部气道狭窄伴喉咽部气道狭窄）；第 Ⅲ 类，喉咽部异常（即小颌或下颌后缩畸形致舌根后移）。Fujita 发现大多数OSAS 患者属 Ⅱ 类 B，即软腭和舌根两个部位的气道间隙异常。

（3）鉴别诊断

由于甲状腺功能亢进、低血糖、发作性睡病均可发生类似日间嗜睡症状，应与 OSAS 相鉴别。前两者可使用化验检查鉴别，发作性睡病在日间突发睡眠后感觉轻松，且其快动眼睡眠在入睡时即可出现。此外，酒精和药物依赖、夜间肌痉挛、抑郁症等均应除外。

30.3 OSAS 的正颌外科治疗

正颌外科是通过各种截骨手术，整体或部分移动颌骨位置，从而达到改变畸形容貌恢复口颌系统生理功能的目的。同时附着于颌骨的各种软组织形态位置也会发生相应的变化，包括附着于颌骨上肌肉的位置、长度、受力角度的变化等。正颌外科手术正是通过这一系列变化，改变舌根、舌骨等上气道相关结构的位置，从而有效扩大上气道，达到治疗 OSAS 的目的。

（1）正颌外科手术对上气道的影响

正颌外科移动颌骨位置后上气道间隙会发生什么样的改变？为此，北京大学口腔医院伊彪等选择了正颌外科比较常见的下颌前突畸形和下颌后缩 / 小颌畸形患者（后者经 PSG 检查无 OSAS），对其手术前后上气道及相关结构，进行 X 线头影测量研究。结果表明后气道间隙代表舌根部气道口径，是随正颌外科手术移动下颌骨变化最大的部位，在下颌骨发生有统计学意义的前后移动时，后气道间隙则发生明显的增大或缩小。尽管舌骨位置随颌骨移动亦发生变化，但这种变化并不明显。Wickwire 也认为下颌骨前徙后，舌骨的位置经过一段时间的肌功能调整，仍然返回到原来的位置。而且，上颌骨的移动并未使软腭的形态发生任何有意义的改变。

下颌骨后退后，颏舌肌的长度明显缩短，但舌根部气道的口径基本不变。而这一现象在下颌骨前徙术后并未见到。

正颌外科手术前后移动颌骨对下气道的影响，主要是通过颏舌肌对舌体的牵引，因此，其主要是扩大舌根部位的上气道口径。OSAS 患者如果存在软腭过长或舌骨过低等其他问题，需配合其他手术或治疗措施。

（2）常用手术方法

1）下颌骨前徙术。Kuo 和 Bear 首先使用下颌骨前徙术解除下颌骨发育不全患者的 OSAS 症状，下颌骨前徙术所使用的手术方法，是正颌外科经典的下颌升支矢状劈开截骨术。由于下颌骨前徙量较大，为防止复发，应使用坚固内固定技术。

2）颏前徙术。颏前徙术即将手术截开的颏部骨段向前移动。不同于常规水平截骨颏成形术的颏前移的是截骨线高度较高，以保证将整个颏棘前移。然而过高的截骨线可能会引起下颌骨正中部位的骨折或下前牙根尖和颏神经损伤，为此将颏前徙术改良为"凸字形"。颏棘所在的正中部位，截骨线较高，最高处可达 2.0 cm 高，离开正中部位后截骨线马上改为与一般颏成形术截骨线一样的水平。据报道，这类手术颏前徙量可达 18 ～ 23 mm，可以充分解除舌根的阻塞。上述方法虽然有效，但存在下颌骨正中骨折的危险，而且可能给患者面形带来负面影响。Riley 将其改良为"抽屉型"颏前徙术：手术进路与常规的水平截骨颏成形术相同，暴露颏部骨质后，剥离骨膜至下颌下缘，在下颌尖牙根尖下之间的颏部骨质行矩形截骨，舌侧骨皮质截开后，将该矩形骨块连同附着于其上的颏舌肌一同牵引向前并旋转90°，以螺钉固定；外侧骨皮质和部分骨松质可以去除，这样对颏部外形无大的影响，由于保留了下颌骨下缘，正中骨折的危险性会有所降低。

3）颏前徙联合舌骨肌肉切断、悬吊术。1984 年由 Riley 和 Powell 首先提出。他们认为单纯前徙下颌骨对舌骨位置改变不明显，但舌骨位置与舌位置关系十分密切，而且 OSAS 患者舌骨多处于低位和后缩位置。具体操作步骤如下。

麻醉：经鼻气管插管行全麻，手术区以 0.5% 普鲁卡因加 1 ：100 000 肾上腺素行局部浸润麻醉。

体位：平卧位，肩上垫一薄枕，头尽量后仰。

切口：扪及舌骨体，在其上方 1.0 cm 左右颈中部，沿颈部皮纹做横行切口，长 5～7 cm，以能充分暴露双侧舌骨大角及颏部并顺利截骨为度。切开皮肤、皮下组织、颈阔肌和颈深筋膜浅层，向下分离暴露舌骨体。

舌骨下肌群切断：切开附着于舌骨体的骨膜，自中线开始，沿舌骨体下缘向一侧剥离舌骨下肌群，逐渐剥离至舌骨大角，继续沿其下缘剥离。此时助手使用 Alliss 组织钳牵引舌骨体向对侧，便于术者操作。小儿或年轻人舌骨大角较软，术者使用左手把持舌骨大角利于分离，剥离一直至舌骨大角末端，然后沿舌骨大角和舌骨体内表面剥离，对侧步骤相同。使舌骨充分向前上方移动。剥离采用钝锐结合的分离方法，以小骨膜剥离器和眼科手术剪进行。操作时应紧贴舌骨体和舌骨大角，不仅可以减少出血，还可以避免损伤喉上神经内侧支和甲状舌骨膜。切忌剥离舌骨体和舌骨大角的上缘，以免破坏舌骨上肌群附丽，影响手术效果。这一步骤完成后，舌骨手术区暂用盐水纱布填塞。

颏部截骨：沿舌骨上肌群表面向上剥离直至下颌下缘。如果软组织张力太大，可适当延长颈部切口，颏部下颌下缘切开肌肉附丽和骨膜，从骨表面向上剥离截骨区域，操作时应避免与口腔相通。颏部截骨按前述颏部前徙术的截骨方式进行，充分前移颏部后，按坚固固定技术原则，固定颏部骨块。

阔筋膜制备及应用：在左大腿外侧取足量阔筋膜，制成 2 个 4 mm 宽及适度长度备用。在前移的颏部骨块上，距中线 7～8 mm，距下颌下缘 25 mm 处，左右各做 1 个 1 mm×2 mm 骨孔，以备阔筋膜穿过。从舌骨小角内侧沿舌骨下缘—内侧—上缘剥离，将取得的阔筋膜从这一部位穿过绕过舌骨体，再将阔筋膜穿过同侧颏中线旁制备的骨孔，拉紧阔筋膜，充分向前上移动舌骨，重叠阔筋膜两端，4 号缝线反复缝合。

彻底止血、冲洗，分层缝合创口，放置橡皮引流条，创口覆盖敷料。

这种手术同时前徙了颏部和舌骨，旨在充分前移舌根。舌肌膜舌骨悬吊后部，不改变咬合关系，亦无须颌间固定，对面型影响不大。

其适应证为中等程度 OSAS（RDI < 50，最低 SaO_2 > 70%），无严重的小颌畸形和无病态肥胖的患者。Riley 认为肥胖和慢性阻塞性肺病是手术失败的原因。

阔筋膜抗感染能力较差，所以手术通过舌骨区域的口外切口一并完成，在剥离下颌骨骨膜时，应注意不能与口内相通。

舌骨下肌群应从舌骨上剥离，而不是切断，否则会引起出血，并可能损伤周围重要的解剖结构。喉上神经内支为感觉性神经，与喉上动脉一并紧贴舌骨大角下方穿过甲状舌骨膜进入喉部，损伤该神经则咳嗽反射消失，易引起吸入性肺炎。舌骨体和舌骨大角的深方，仅以一层甲状舌骨膜与咽腔相隔，一旦撕裂可造成误吸。剥离舌骨大角尖端时，既要保证游离充分，又要注意勿损伤其后方的舌动脉。

颏部充分前移，颏舌肌张力增加，而且要负担舌骨的悬吊，因此颏部骨块应以坚固固定技术固定为宜。

4）双颌前徙术。单纯前徙下颌骨，有时会受到咬合关系的限制，而且有些 OSAS 患者不一定是 Ⅱ 类颌骨关系，因此手术前往往需要术前正畸。Riley 和 Waite 报道了上颌 Le Fort Ⅰ 型截骨术和下颌 SSRO 手术一并前徙上、下颌骨，这样既不改变原咬合关系，又可达到有效扩大上气道间隙的目的。

Riley 还推荐了一种"两步走"的综合治疗方法：第一阶段包括腭垂腭咽成形术、鼻手术，以及颏前徙舌骨肌肉切断、悬吊术及减肥；第二阶段行双颌前徙术。两阶段相距 5 ~ 6 个月，在此时段内使用持续气道正压通气（continuous positive airway pressure，CPAP）或暂行气管切开，此方案可避免术后反应过重或治疗过于激进。有些患者第一阶段术后 PSG 表明 OSAS 已明显缓解，可暂不行第二阶段手术。

"两步走"手术的适应证：①严重的 OSAS（RDI > 50，最低 SaO_2 < 70%）；②严重的小颌畸形或下颌后缩畸形（SNB < 74°）

或同时存在软腭及口咽腔阻塞；③其他治疗方法失败。

5）颞下颌关节强直伴小颌畸形和 OSAS 的矫正。OSAS 患者中，颞下颌关节强直伴小颌畸形占半数以上。对于这类患者手术亦应分阶段进行。第一阶段主要以解决张口受限，并确保关节强直不复发为原则，尽量去除骨球，行肋骨 – 肋软骨移植，重建关节。同时可行颏前徙术或舌骨悬吊等不改变咬合关系、无须颌间固定的手术，部分扩大上气道口径。肋骨 – 肋软骨植入时方向是后上至前上倾斜，可引导下颌向前。术后 1 周内使用颌间牵引使下颌向前。无法使用颌间牵引的患者（如小儿，乳牙或替牙列无法拴结唇弓）可采用颏部钢丝 – 石膏头帽牵引的方法。头帽牵引钩可随时摘戴，不影响早期张口训练。头帽牵引持续至术后 1 个月。张口训练应在术后 7 ～ 10 天开始。关节强直解除，只要生长发育尚未结束，加之咀嚼功能刺激，颌骨生长潜力释放，颌骨会有一个飞跃性生长过程。在这期间还可采用正畸治疗适当调整咬合关系。关节功能恢复，无强直复发，待患者成年后，再实施第二阶段的正颌外科手术。不仅可以解决遗留的面型和咬合关系不良的问题，还可以进一步扩大上气道口径。

（3）正颌外科治疗 OSAS 的注意事项

1）颌面外科医师应加深对 OSAS 疾病的认识。颌面外科医师参与 OSAS 的治疗时，改变对以前常规进行的正颌外科手术的认识十分必要。由于正颌外科医师可熟练操作的上颌 Le Fort Ⅰ型截骨和下颌升支的矢状劈开截骨术，通常对那些年轻而且无复杂全身背景的患者实施，OSAS 患者则完全不同。虽然 OSAS 患者大多数清醒时看似健康，但在睡眠、麻醉和术后复苏中很易发生严重问题。与其他正颌外科患者的不同点还包括 OSAS 患者还有肥胖、高血压、心律失常等全身问题。虽然这些问题通过治疗可以得到控制，但外科手术和麻醉时的危险性还是显而易见的。因此，选择正颌外科为主的头颈部外科手术，应被视为其他保守方法无效或非外科方法无法治疗时使用，患者求治愿望必须十分强烈，术前应该反复向患者和家属交代手术的危险性，获得他们的理解，便于患者的配合。术前进行包括呼吸内科、麻醉科、颌面外科、ICU 等科室参加的大型会诊，对选择手术适应证、确定手术和麻醉、监护方案及研究并发症防治十分必要。

OSAS 患者在选择外科治疗时，应考虑到以下问题：①上气道解剖异常的确认，X 线头影测量和鼻咽镜证实存在软腭或舌根气道狭窄。②保守治疗无效或无法治疗，或患者不愿意接受保守治疗；患者清楚地知道外科治疗的危险性且手术治疗的愿望强烈。③PSG 报告，患者睡眠呼吸紊乱以阻塞性为主，无或仅伴少量其他呼吸异常。④患者年龄及全身情况能够耐受外科手术。

2）麻醉的特殊性。麻醉医师应充分了解 OSAS 患者上气道狭窄和插管的困难性。术前反复研究 X 线头影测量片和鼻咽纤维镜录像资料十分必要。

气道狭窄致插管十分困难，或 OSAS、EDS 症状严重，无法耐受清醒经鼻插管，或多次盲插不能成功者，可考虑先行局麻下的气管切开术，然后再行全麻和正颌外科手术。

即使患者各种反射恢复，自主呼吸正常，呼之能应，仍不能视为安全拔管的指征。因为 OSAS 患者全麻术后短期，在麻醉剂作用下睡眠结构仍不正常，对缺氧的呼吸调节机制也不完善，再加上手术造成局部肿胀等因素，应保留气管内插管到次日上午或更长的时间，文献报告气管内插管应保留至少 3 天，这当然需要在适量镇静剂支持下，协助患者耐管。

3）监护。由于前述原因，OSAS 患者术后短期血氧饱和度下降程度甚至低于术前水平。术后精心监护也是保证手术成功的关键。患者保留气管插管，必要时使用呼吸机辅助呼吸，或使用 PEEP 5 cmH$_2$O 可顺利度过水肿期，Powell 还介绍了拔管后立即使用 CPAP 治疗，免除了气管切开的治疗程序。

4）CPAP 治疗。CPAP 作为一种独立的治疗方法，其效果是肯定的。Sulliven 认为 CPAP 减少气道黏膜血运，可减轻黏膜水肿状态。

因此对 OSAS 患者术前、术后起到如下作用：①迅速纠正睡眠呼吸紊乱和夜间低氧，减轻 EDS 症状，提高患者手术耐受性和信心；②纠正呼吸中枢对缺氧的不应状态；③对抗术后水肿反应和麻醉剂、镇静剂作用，减少气管切开可能，预防术后并发症的发生；④巩固和补充手术疗效，为进一步手术做准备；⑤提供评估手术治疗效果的精确标准。

（4）正颌外科手术效果的评估

关于外科疗效判定的标准，大多数研究者都将 PSG 中 RDI 作为评估指标。Hte 认为术后 RDI 应在 20 以下，因为 OSAS 患者 RDI 大于 20 组和小于 20 组相比，其死亡率有显著差别。Riley 的标准是 RDI < 20，其手术成功率是 67%。Waite 的标准是 RDI < 10，更接近于正常人。所报道的手术治愈率为 65.1%，症状解除达 96%。上述指标均未能包括夜间低氧血症改善情况。对治疗效果的评述是不全面的。

北京大学口腔医院伊彪等提出的疗效判定标准如下。①外科治愈：RDI < 10，最低 SaO_2 > 80%，血氧饱和度下降数（SaO_2 低于 90% 次数）减少 50%。②外科缓解：RDI < 20，夜间低氧相应改善。

Riley 提出了以患者术前 CPAP 时的多导仪结果为个别化的精确标准，用以判断手术效果。

总之，OSAS 是一种潜在致死的、严重影响患者生活质量的睡眠呼吸紊乱，正颌外科及其他头颈部外科手术对其治疗是有效的。尽管存在一定风险，只要适应证选择合适，治疗措施得当，效果令人满意。

30.4 OSAS 的牵引成骨治疗

早在 1927 年 Rosenthal 就曾利用固定于牙齿上的牵引装置延长下颌骨以矫治小颌畸形并取得成功。但真正使颌骨牵引成骨技术应用于临床是从 20 世纪 90 年代才开始的。1992 年 McCarthy 首先报道了口外牵引法延长下颌骨的 4 个病例，其中 1 例就是小颌畸形患者。1994 年 Havilik、Moore 等相继报道了利用口外牵引法矫治重度小颌畸形。但口外牵引法易形成明显颜面皮肤瘢痕且易损伤面神经分支，其应用受到限制。1996 年欧美学者相继研制了内置式颌骨牵引器，在国际上引起广泛重视并成为研究热点。此后各国包括我国学者都开始采用这一技术，对以往难以治疗的诸多颌面部疑难疾病进行研究。笔者自 1997 年 7 月以来利用内置式颌骨牵引成骨技术矫治小颌畸形伴 OSAS 22 例，取得了令人满意的矫治效果。而且手术操作简单、风险小，下颌骨前徙的幅度可达 30 mm 以上，这样的矫治效果是常规正颌外科手术无法达到的。

无论是发育性小颌畸形，还是因 TMJ 强直或外伤等导致的小颌畸形常伴有不同程度 OSAS，特别是婴幼儿时期发病的双侧 TMJ 强直其 OSAS 常为重度。这不仅严重影响患者的全身发育，而且存在着潜在致死性危险。治疗这类疾病的目的不仅在于改变畸形容貌、重建口颌系统功能，而且必须把 OSAS 的治疗放在首位。尽管自 20 世纪 80 年代以来，人们采用了多种外科技术试图解除 PAS 狭窄，治愈 OSAS，其中包括下颌骨前徙、颏部前徙、双颌前徙、舌骨悬吊等一系列正颌外科手术，但因前徙的距离受到颌骨本身解剖条件的限制，很难使原来发育过小的下颌骨移动到正常位置，有的术后伴有不同程度的复发。颌骨牵引成骨技术的应用为这一临床难题提供了有效治疗手段。笔者治疗的下颌骨牵引成骨患者中，下颌骨前徙平均达 20 mm 以上，有的甚至达 30 mm，PAS 平均扩大到 12 mm 以上。这无疑是迄今为止治疗此类疑难疾病的最佳选择。同时，牵引成骨治疗的并发症也相对较少，使用这一技术在治疗此类疾病中具有良好的安全性。

（1）截骨、牵引器固定及牵引方式

成人患者可经口内进路完成截骨及牵引器固定，儿童患者可经口外下颌下皮肤切口进路，完成截骨及牵引器固定。截骨时避免损伤下牙槽神经血管束，笔者的经验是术前应在曲面体层 X 线片上仔细辨认下颌管的走向和位置，截骨时仅在此管的双侧全层截开双侧骨皮质，而在下颌管的部位仅仅截开颊侧骨皮质，然后在双侧轻轻撬动使下颌管所在部位的舌侧骨板裂开。这样可达到既充分截骨又不会损伤下牙槽神经血管的目的。截骨前应首先按术前设计的位置和方向摆放好牵引器，做好截骨标志线，并在牵引器固定臂螺孔备好至少 3 个螺孔，然后依术前设计的牵引方向完成截骨及牵引器固定。成人间歇期 5 ～ 7 天，儿童间歇期 3 ～ 5 天。牵引速度与频率，成人为每日 4 次、每次 0.25 mm，儿童每日 3 ～ 4 次、每次 0.4 mm。牵引期依设计的牵引距离而定。稳定期为 3 ～ 4 个月。稳定期后拆除牵引器，然后行正畸治疗。

（2）牵引成骨矫治的一些特殊考虑

小颌畸形由于颌骨本身发育短小，加之为了保护患者牙列的完整，截骨与牵引器安放常在磨牙后区的下颌骨体上进行，因此给口内进路的操作带来了困难。采用下颌下皮肤切口进路固然会遗留皮肤切口瘢痕，且易损伤面神经下颌缘支，但是对于伴有 TMJ 强直的患者，一期手术将要进行的关节成形术仍不可避免地要通过这一手术进路进行，而且对于尚未发育成熟的儿童患者，口外进路具有视野清楚、操作较易的优点。

对于伴有单、双侧颞下颌关节强直的儿童患者，是首先行关节成形术恢复开口功能，再一期行牵引成骨前徙下颌骨，还是先行牵引成骨再行关节成形术？根据笔者在牵引成骨治疗半侧颜面发育不全中所观察到的情况，当截骨后形成的近心骨段是一个可活动的骨段时，尽管牵引成骨的目的是希望远心骨段有效前徙，但是事实上总伴有近心骨段不同程度的向后移动，从而使下颌骨的前徙效果受到影响。此类治疗最重要的目的就是要向前有效延长下颌骨，使附着于下颌骨上的软组织包括舌骨位置有效向前向上移动，从而有效扩大舌根部后气道间隙。因此利用强直关节对近心骨段有效制动的作用，首先完成牵引成骨，拆除牵引器时再同期行关节成形术，不失为一明智选择。成人患者因下颌骨体积较大，也可采用下颌骨牵引成骨与颞下颌关节牵引成骨重建同期进行。为了防止术后水肿反应可能加重后气道间隙狭窄，均采用经鼻气管插管麻醉，并在术后 24 ～ 48 小时留置气管内导管，以保证呼吸道的通畅。术中尽可能减小软组织剥离范围，特别是保护下颌骨内侧的骨膜完整及口底软组织不受损伤，是防止术后口底水肿及良好新骨生成的关键。术后 48 小时内创面保持负压引流，3 日内应用皮质类固醇预防水肿。

关节强直患者不具开口功能，牵引器安放时必须考虑到牵引方向受咬合阻挡的影响，一般通过头颅侧位 X 线片可预测不受咬合阻挡影响的合理牵引方向。这一方向多为向前向下牵引，向下倾斜的程度仅以不受咬合阻挡为限。这样不仅可顺利完成牵引，同时可有效增加患者原来短小的面下 1/3 高度，有效改善容貌。

对于部分成人患者拆除牵引器时也可考虑行水平截骨颏成形术进一步改善容貌，提高 OSAS 治疗效果。

（3）典型病例介绍

患儿，女，11 岁。因双侧 TMJ 强直致重度小颌畸形伴 OSAS 收治入院，经双侧下颌骨同步向前牵引（左右各 20 mm），PAS 由术前的 2 mm 扩大到术后的 11 mm，呼吸紊乱指数由术前的 60.7 变为术后的 2.2，最低血氧饱和度由术前的 72% 增加到术后的 95%。各种临床症状消失，按照呼吸紊乱指数 ≤ 5，最低血氧饱和度 ≥ 85%，打鼾等各项临床体征消失的标准，该患儿的 OSAS 已被治愈。同时患儿的面型容貌结构及咬合关系也明显改善。

（龚龙岗　李巧玉　邢园　吴雨桐）

头面部美容整形

31. 头面部美容外科整形修复进展

随着我国经济生活水平的快速增长，人们爱美和崇尚美的精神需求也日益快速增长，整形美容外科越来越受到人们的欢迎。近30年现代整形美容医学得到了巨大的发展，在微创和手术方式、材料、组织工程方面也取得了巨大的成就。

（1）历史

根据考古发现，世界上关于整形美容历史的最早记载是古代印度割鼻再造术，公元前古印度医学之父 Samhita 在他的 *sushruta* 一书提到的，对施以劓刑（即割鼻）的奴隶所进行采用额、颊皮肤的鼻再造术，即现在著名的"古印度方法"。现代整形外科的建立和发展在很大程度上奠定在因战乱所带来的需求上。特别是两次世界大战造成了大量的伤残人员，他们的面容被毁、肢体残废、重要器官发生缺损，需要整形治疗的人数激增，医务人员在此期间积累了丰富的临床经验，使整形外科技术获得了突飞猛进的发展。二战后和平发展成为世界的主旋律，人类的基本物质需求满足后，美容整形外科以前所未有的速度迅速发展起来。

整形外科的工作是运用基本整形外科手术原则对人体因先天缺陷和后天创伤、感染、肿瘤所造成的功能障碍和容貌畸形进行修复和重建，甚至以对常人进一步增进人体形体美感以抬高人们的精神需求为目的。1955 年在 Tordskoog 的主持下，成立了国际整形外科医师协会，并在斯德哥尔摩举行了第一次国际会议，从此整形外科作为一个新兴的医学专业有了不断发展与提高的空间。

1969 年 10 月在巴西的圣保罗举行了由整形外科医师自发组成的国际会议，讨论了成立国际美容整形外科学会的重要性。1970 年 2 月 12 日在联合国总部通过了国际美容整形外科学学会组织宪章，这标志着国际美容整形外科学会的正式成立。从此美容整形外科开始走向健康的发展道路。

（2）现状及进展

手术：整形美容外科中手术方式仍为主流。人们对手术的治疗效果已从简单的外形恢复，发展到术后的感觉和功能的恢复，甚至更多的对美观的要求。整形美容外科的发展是由多学科的发展而来的。随着移植、固位材料和器械的改进及数字化技术的发展，整形美容外科正在蓬勃发展。

数字化技术：数字医学正将医学发展推入到智能、精准、个体化的新时代。基于各种医学影像数据，计算机辅助手术模拟通过模拟、指导手术，来完成精细复杂的手术。精准术前设计保证手术成功。由于术中导航系统的发展，外科机器人辅助系统提供更加精确的治疗并减少患者的创伤。虚拟现实和增强现实技术作为数字医学的重要组成部分，在医学理论教育和医疗临床实践中的作用正日渐凸显出来。虚拟仿真的可视化技术让外科手术更加安全、精准、微创和个体化，完美契合了整形美容外科的学科特点。

内镜技术：内镜是具有准确性和精细性的仪器，通过切口插入内镜及器械，施术者在监测显示器屏幕下进行远距离操作。内镜技术具有创口隐蔽且小、可直视下进行手术、损伤小、瘢痕形成少、术后恢复快等特点，符合整形美容外科的要求。内镜技术对于医师及器械的要求很高，手术费用较高。目前主要用于除皱手术、颅面手术，以及乳房整形美容、皮肤扩张器埋置等。

手术方式的改良：如今的整形美容外科手术除了安全有效的基本要求以外，人们要求更丰富更长期的治疗效果。如上睑皮肤松弛合并眉间皱纹的手术治疗，同时矫正上睑皮肤松弛和眉间皱纹，使用了废弃的多余皮肤做成自体真皮片填充，术后不存在排异，减少了风险和费用。在鼻翼缩小合并鼻尖成形术中，通过切除鼻翼外侧组织表皮，余下真皮及皮下组织经整修并移植于鼻尖皮下，改善了鼻翼肥大、鼻尖圆钝，手术方法简单易行，安全性高。

微创与非手术方式：此种方式成为当下比较流行的一种整形美容方式，如肉毒毒素注射、激光治疗等非手术方法。这代表了美容外科的发展方向，但在临床上它还不能也不可能取代美容外科。

微创注射美容术：在整形美容外科手术中，微创注射美容术的主要适应证为除皱和塑形。最常见的隆鼻、隆下颏、除皱、体表凹陷充填、瘢痕修复等治疗，现在越来越多的人采用注射美容的方法进行。目前注射较多的是肉毒毒素、玻尿酸、自体脂肪等。

激光技术：激光技术包括激光、脉冲光、射频等。主要通过促进胶原再生、破坏皮内色斑块和扩张血管等方式，达到除色斑、美白、脱毛、除皱、收缩毛孔等功效。现在最常用的为非剥脱性激光除皱，其主要通过激光被水或血红蛋白选择性吸收，使真皮胶原纤维被加热出现收缩变性，诱发真皮内的创伤愈合反应，产生的胶原蛋白可达到提高皮肤弹性、减少皱纹的目的。激光技术的可操作性强，设备的可控性高，临床的治疗效果好。激光在美容整形领域的发展前景十分广阔。今后随着新介质的不断发现将产生更接近不同组织吸收波长的新型激光，激光美容将成为美容整形外科不可缺少的基本治疗方法之一。

假体材料：人们对假体材料的要求更多的是安全性。以往较多运用于临床的液态硅胶，由于其注射量和部位的不同，材料在组织弥散的程度亦不同，一旦发生并发症很难取出，临床上可能会出现不同程度炎症、纤维化包囊、肉芽肿等。固态硅胶具有较强的雕塑性并有一定的硬度，但不能建立组织连接，可能在组织薄弱处穿出皮肤，而影响外观效果。但是其方便整体取出，不会给患者造成较大的伤害，目前作为隆鼻假体仍广泛应用于临床。硅凝胶制成的假体由于柔软、弹性好、手感好而备受青睐，作为隆胸假体被广泛使用。医用水凝胶是强力吸水剂吸水而成，具有无毒、良好的组织相容性等高分子材料优点，较多的用于隆胸的软组织充填中。自体组织如脂肪、软骨等，不会发生排异反应，安全性好，但是可能存在自体吸收，有二次手术的风险。

注射材料：由于注射美容术的流行，注射材料也得到了快速的发展。目前常用的注射材料有肉毒毒素、玻尿酸、胶原蛋白等。玻尿酸又称透明质酸，其本身就是以胶状形态天然存在皮肤的胶原纤维中的多糖体，不会产生排斥反应，所以安全性较好，但其可被自体吸收，无法维持长期效果，常常需要反复注射，一般维持效果在 6 个月左右。玻尿酸具有保持皮肤水分和饱满度的作用，常常用于除皱和软组织的充填，也常用于护肤品之中，现在大有取代胶原蛋白、胎盘素和肉毒毒素之势。

组织工程：随着分子生物学和生物技术的发展，组织工程被越来越广泛地运用到医学领域。组织工程的研究大多集中在软骨组织工程、皮肤组织工程和脂肪组织工程，其中软骨组织工程已取得较好的成绩，已制作出与机体组织结构性能相近的软骨，在美国被 FDA 认证批准临床应用。脂肪组织工程，目前大部分组织工程都处于实验室阶段，有待进一步的研究。

（3）总结

虽然，我国的整形美容行业起步较晚，但近 30 年来因科技、经济、文化的不断发展提高，我国的整形美容行业得到了迅猛的发展，同国际接轨，多学科融合，共同促进，已成为鲜明时代特征，相信在不久的将来，我国的整形美容行业会取得更好的成绩。

中国医学临床百家

参考文献

1. 王炜. 整形外科学. 杭州：浙江科学技术出版社，1999.

2. GONZÁLEZ-ULLOA M. The creation of aesthetic plastic surgery. New York：Springer-Vcrlag，1985.

3. 孔繁祐. 我国整形外科 12 年（1982 ～ 1994 年）来的进展. 中华整形外科杂志，1995，11（1）：3-6.

4. GUYURON B，ERIKSSON E，PERSING J A，et al. Plastic Surgery：Indication and Practice. Philadelphia：Saunders，2009.

5. 王炜. 论中国整形美容外科的发展路径. 中国美容整形外科杂志，2009，20（1）：1-4.

6. 张鹤明，吴小明. 我国整形外科的回顾与展望. 社区医学杂志，2009，7（10）：17-19.

7. 王炜. 中国整形美容外科的历史和发展. 中华医学美学美容杂志，2007，13（1）：50-52.

8. 高景恒，白伶珉，王忠嫒，等. Mesotherapy-- 中胚层疗法的药物应用进展（Ⅱ）. 中国美容整形外科杂志，2007，18（3）：213-216.

9. 刘乃军，李健宁. 现代整形外科学原则的探讨. 中国美容整形外科杂志，2008，19（1）：73-74.

10. 王珏. 数字化技术在颅颌面外科的应用进展. 中国美容医学，2012，21（8）：1434-1437.

（龚龙岗　邢园　刘文军　李巧玉）

32. 头面部微整形

肉毒毒素注射已成为近年来最受欢迎的微创美容手段之一，这与其确切的疗效和安全性密切相关。越来越多的初次求美者更愿意选择、尝试及接受肉毒毒素注射治疗所带来的微创感及效果。

（1）什么是肉毒毒素

肉毒毒素是肉毒梭菌增殖过程中产生的一种细菌外毒素，是已知的毒性最强的天然物质之一，也是世界上最毒的蛋白之一。根据肉毒毒素抗原性不同，目前已知的肉毒毒素有 8 种血清型（A～H），A 型作用持续时间更长，而 B 型起效时间更快。其中 A 型肉毒毒素因其毒力强、结构稳定，以及易于提纯、精制的特性，在各类肉毒毒素中研究最为透彻且最早应用于临床。

（2）肉毒毒素的作用机制

肉毒毒素的作用机制是阻断神经末梢分泌能使肌肉收缩的乙酰胆碱。A 型肉毒毒素注射到肌肉组织内作用于神经肌肉突触，通过其重链与轴突的突触前膜发生结合，转运其轻链进入胞质内。轻链在细胞内与 SNARE 蛋白（主要是 SNAP-25）发生不可逆结合，抑制并阻断了神经递质乙酰胆碱的释放和传递，导致肌肉松弛性麻痹，从而达到麻痹肌肉的效果。但是肉毒毒素的这种作用是暂时的、可逆的，随着其在神经末梢内逐渐降解、失活，乙酰胆碱释放缺失导致新轴突发芽再生，原来的神经肌肉接头重新恢复活性，肉毒毒素的作用就消失了。

（3）国内外常用的肉毒毒素种类

国内现已批准应用的肉毒毒素均为 A 型肉毒毒素，包括保妥适（Botox，美国艾尔建公司）、衡力肉毒毒素（中国兰州生物制品研究所）、吉适（英国 Ipsen 公司）及乐提葆（韩国 Hugel 公司）。除此之外，国外还有 A 型肉毒毒素包括 IncoA（Xeomin，德国 Mertz 公司）、Neuronox（韩国 Medytox 公司），而 RimaB（Myobloc，美国 Solstice 公司）是美国目前唯一可用的 B 型肉毒毒素。Myobloc 与 A 型肉毒毒素无交叉反应，可用于接受大剂量毒素且对 A 型肉毒毒素无反应或产生中和抗体的患者。由于每种产品的功效和弥散情况不同，故不可认为计量单位标识相同的肉毒毒素产品之间是等效的，也不建议进行不同肉毒毒素之间简单地剂量单位换算，而是应根据说明书和各个产品的特点及推荐剂量制定合理的注射方案（表 4）。

表 4 国际常用的肉毒毒素种类

肉毒毒素种类	商品名	制造商	复合物分子量（kDa）	储存条件	有效期
Onabotulinum-toxinA	Botox，Vistabel（保妥适）	美国 Allergan 公司	900	冷藏	自生产日期起 36 个月，溶解后冷藏可保持 4 小时
Abobotulinum-toxinA	Dysport（吉适），Azzalure	英国 Ipsen 公司	500/900	冷藏	自生产日期起 12 个月，溶解后冷藏可保持 4 小时
Incobotulinum-toxinA	Xeomin，Bocouture	德国 Mertz 公司	150	室温	自生产日期起 36 个月，溶解后冷藏可保持 24 小时
Rimabotulinum-toxinB	Myobloc	美国 Solstice 公司	700	冷藏	自生产日期起 36 个月，溶解后冷藏可保持 4 小时
Botulinum Toxin Type A	Lantox，prosigne，redux（衡力）	中国兰州生物制药公司	300/500/900	冷藏	自生产日期起 36 个月，溶解后冷藏可保持 4 小时
Botulinum Toxin Type A	Neuronox	韩国 Medytox 公司	900	冷藏	自生产日期起 36 个月，溶解后冷藏可保持 4 小时
Letibotulinum-toxinA	Letybo（乐提葆）	韩国 Hugel 公司	900	冷藏	自生产日期起 36 个月，溶解后冷藏可保持 4 小时

（4）注射前准备工作及注意事项

询问病史，术前评估，详细询问、用药史、过敏史，以及进行详细的皮肤科检查，尤其关注注射区已经存在的不对称或皮肤是否有感染或炎症迹象。术前采集图像，拍摄治疗区域肌肉收缩状态和静止状态的照片存档。治疗前签署知情同意书。注射前 1 周停止服用阿司匹林、维生素 E、非甾体抗炎药。避开女性月经期进行注射。注射前仔细卸妆洁面，注射区域涂抹表面麻醉药物或冰敷。对平时高敏感体质的人，注射前有必要先行皮试。

（5）禁忌证

已知对 A 型肉毒毒素或制剂内的赋形剂成分过敏者；拟注射部位存在感染者；备孕期、孕期、哺乳期女性；发热、急性传染病患者；重症肌无力者；凝血异常者；精神不稳定患者等。

（6）需谨慎使用的情况

近期使用过氨基糖苷类抗生素（如庆大霉素等）者；依靠面部表情的工作者（如演员等）做面部注射；依靠发声的工作者（如播音员等）做口周注射；上睑下垂的患者做额部注射；干眼症的患者做眼周注射；儿童及老年人。

（7）肉毒毒素在微创美容中的应用

1）配制及保存。常规使用生理盐水配制肉毒毒素，配制浓度一般为 100 U/2.5 mL，即 100 U 肉毒毒素溶解在 2.5 mL 生理盐水中。配制时注意避免产生大量气泡，因为肉毒毒素在空气和液体的交界面上有可能出现结构的改变，从而导致其效力降低。配制溶解后应立即使用，亦可放置于 2 ～ 8℃冰箱 4 小时内用完。

2）注射剂量。A 型肉毒毒素的中毒剂量为 2500 ～ 3500 U，医美注射每人每次的总量一般控制在 200 U 以内。对于首次尝试注射肉毒毒素的患者，单次剂量尽量控制在 100 U 以内，以尽量避免注射后出现严重不适感。

3）适应证及注射方法。

①面部除皱。面部肌肉解剖及参与形成的皱纹（表 5）。

表 5　面部肌肉解剖及参与形成的皱纹

名称	起点	止点	功能	参与形成的皱纹
额肌	帽状腱膜	眉毛上方前额皮肤	额肌上方使发际线前移，额肌下部分提眉	额部横纹（抬头纹）
皱眉肌	眉弓内段，内侧眶缘	眉中段广泛区域的真皮层，面中线外 4.2 ～ 4.5 cm	眉头向内侧及下方移动	形成眉间垂直皱纹（眉间纹）
降眉肌（眼轮匝肌眶部内侧部分）	内眦韧带	眉内侧段皮肤	下降眉头	
降眉间肌	鼻骨下端	额下段鼻根处皮肤	眉头向下方移动	形成水平的眉间纹及鼻根横纹

续表

名称	起点	止点	功能	参与形成的皱纹
眼轮匝肌	眶部 - 内上眶缘内眦韧带和内下眶缘	眶部 - 眶骨或皮肤	眶部 - 联合睑部轮匝肌，闭眼睑部 - 联合眶部轮匝肌，闭眼单独，瞬目	鱼尾纹、下睑纹、睑板前眼轮匝肌肥厚形成"卧蚕"
	睑部 - 内眦韧带	睑部 - 睑缘		
提上唇鼻翼肌	上颌骨额突	内侧束：鼻软骨、鼻部皮肤外侧束：与提上唇肌和口轮匝肌融合	内侧束：鼻孔开大外侧束：上提、外翻上唇	皱鼻纹、参与露龈笑和导致鼻唇沟上部加深
提上唇肌	眼眶内侧 1/2 的下缘	上唇中线旁皮肤	提升上唇，大笑或微笑时，暴露上门牙	—
颧大肌	颧颞缝	嘴角皮肤	向上外提拉嘴角	—
颧小肌	颧骨下缘	上唇外侧	提升上唇	—
口轮匝肌	下颌骨下 1/3	唇部黏膜干湿边界	紧闭口裂、噘唇、吹口哨、吹奏乐器、发音爆破音与颊肌共同收缩做吸吮动作	口周放射状皱纹
降口角肌	下颌骨下 1/3	口角	下降口角	木偶纹
颏肌	下颌骨	下颌骨中线皮肤	下唇上升前突	下颌部皱纹及橘皮样外观
颈阔肌	颈部、肩峰区、胸肌及三角肌的浅筋膜	下颌、口角	向外下方牵拉口角	面部皮肤下垂、下颌曲线轮廓改变
咬肌浅层	颧骨上颌突、颧弓下缘前 3/4 处	下颌角、下颌骨下颌支下外侧部	上提下颌骨	咬肌肥厚导致下面部宽度增加——方形脸
咬肌深层	颧弓中间、颧弓下缘后 1/4 处、颞深筋膜深层	下颌骨冠突、下颌骨下颌支上外侧部	上提下颌骨	咬肌肥厚导致下面部宽度增加——方形脸

a. 额纹：常规使用 2.5 mL 生理盐水 +100 U 衡力配比，肉毒毒素扩散范围是注射点周围约 1 cm 区域，注射点之间的间隔最好控制在 2 cm 以上。额部皱纹的第 1 个进针点，是瞳孔垂直线与眉毛上缘上 2 cm 水平交叉点，以第 1 个进针点为中心，2 cm 为间距，再选择第 2 个进针点、第 3 个进针点，对侧同法，尽量保持双侧对称，这很重要。每个点注射 1～2 U，一排共 6～8 个点，根据额纹严重程度可以向上再注射一排，注射点穿插排列。使用药量为 12～15 U。深度一般在肌层效果更佳。男性使用药量高于女性。

注射前要观察患者是否存在真性或者假性的上睑下垂，尤其注意存在重度额纹的年轻男性患者，如果存在上睑下垂，则应放弃额纹的治疗或者剂量降为常规剂量的 1/3 或 1/2（仅针对轻度的上睑下垂患者）。

额纹注射除皱最重要的并发症为提眉及睁眼费力、眉下垂，故教科书上将眉上 2 cm 以内定为注射禁区。但是经验表明，当眉上 2 cm 以内区域未予治疗时，则会出现该区域代偿性增强的奇怪表情。因此，此区域我们可以选择"微滴法"进行"均匀"注射，且剂量控制在 2～4 U，既避免了压眉等不适感，又可以很好地解决眉上 2 cm 以内的额纹。

如果瞳孔中线外侧注射点药量不够或该点注射过高，即该区域出现代偿性增强的额纹和外侧眉上扬，造成"武士眉"情况，应注意。

额部注射肉毒毒素治疗后，虽然不至于引起眉毛下垂，但眉形多多少少会出现细微变化，以上属于亚临床现象，影响较小，但对眉形要求比较高的患者需要引起注意。

伴有明显眉间纹的患者，如果单纯治疗额纹，会出现眉毛上缘隆起现象。因为额肌的肌力减弱导致皱眉肌的肌力增强。此时，整体治疗眉间皱纹或者仅在双侧突出部位各注射 2 U 左右即可。其注射深度到达骨膜为适宜。

b. 眉间纹：参与形成眉间纹的肌肉包括皱眉肌、降眉间肌、降眉肌、眼轮匝肌、额肌。由于皱眉时不同肌肉参与而产生不同形态，我们可通过术前评估准确判断哪些肌肉参与皱纹的产生，并制定针对该肌肉的相应治疗方法。

常规每侧皱眉肌注射 1 ～ 2 个点，内侧点相对深，垂直入针在骨膜上，额肌深侧注射，外侧点（止点）注射浅，皮下即可，斜行 45°入针，针尖向外上方，远离眼眶。每点 2 ～ 4 U。

眉间纹注射应避免注射点过低引起的上睑下垂。

C. 鱼尾纹及下睑纹：注射前需要综合评估下睑皱纹及眼周皮肤松弛和眼袋的情况，如果伴有下睑纹，最好联合治疗。需要与患者沟通采用肉毒毒素治疗下睑纹年轻人效果好，对于已经有下睑皮肤松弛或眼袋者要慎用，容易导致眼睑下垂、睑外翻、眼袋加重，可以配合光电治疗，适当减少肉毒毒素的使用剂量。且眼周适当高浓度的药物配制，确保注射量精准，防止影响闭眼功能。

鱼尾纹注射点在眼轮匝肌距眶缘外 1 cm 的区域分 3 点注射，间隔 1 cm 左右，每点 2 ～ 4 U；同时应避免外眦处注射点过低麻痹颧小肌及颧大肌的上极，导致微笑时提上唇困难。

下睑纹注射点在内眦处、下睑缘下 0.8 ～ 1.0 cm，剂量控制在 2 ～ 2.5 U，注射层次为真皮内，出现皮丘即可。嘱患者做眯眼动作，尽量显现出大量皱纹，内眦处皱纹明显处注射 0.5 ～ 1 U，下睑缘下根据皱纹情况取 2 ～ 3 个点，各注射 0.5 ～ 1 U。避免注射过深，眼袋术后半年及巩膜外露患者禁止注射。且注射点尽可能距离睑缘更远一些，以免消除"卧蚕"。

d. 鼻背纹：参与形成鼻背纹的肌肉主要为鼻肌，有时眉间复合体和提上唇鼻翼肌等也会参与。

注射位置在鼻肌横部的上部左、右双侧每点皮下注射 2 ～ 4 U 肉毒毒素。避免点不要在鼻双侧旁开太多，以免阻断提上唇鼻翼肌致上唇下垂或不对称。若眉间（下面的）横向皱纹已形成，需一同治疗，或在眉头内侧和对侧内眼角连接产生的交叉点上注射 5 U 左右麻痹皱眉纹。

东亚人的鼻背纹力量较为强大，因此需要较多剂量才可明显改善，用量也是西方人的 2～4 倍。术前仔细评估患者是否为提上唇鼻翼肌参与的鼻背纹，如果不针对提上唇鼻翼肌进行治疗，则很难改善鼻背纹。

e. 露龈笑（鼻唇沟）：参与形成露龈笑的肌肉众多，包括提上唇鼻翼肌、提上唇肌、颧小肌、颧大肌、口轮匝肌、提口角肌。

注射原则为"哪有皱纹打哪里"。尤其强调双侧的对称性注射（层次、剂量、点位、注射速度）和均匀麻痹的总原则，且将总量分配到每个注射点，而不是在单一注射点注射大量的肉毒毒素。选择注射点位置的一种简单方法是沿着鼻唇沟凸起的线每间隔 1 cm 进行皮内注射，每个点注射 0.5～2 U。

f. 颏纹：由颏肌收缩导致下颏表面凹凸不平，呈橘皮样外观。由于下颌后缩或小颏者往往存在颏肌的过度紧张。放松颏肌可以部分改善下颌过短的外观，并且有利于填充剂的均匀分布，尤其是在做表情时。

注射位置在距离下颌缘上 0.5 cm 水平两鼻孔垂直线交叉处。注射时针和皮肤垂直，注射至肌肉深层，每点 2～4 U。

注意事项为不能过高、靠外注射，以免弥散到口轮匝肌，导致下唇不对称、口唇闭合不全、影响语言功能及进食。

g. 木偶纹：由降口角肌收缩导致口角下降，表现为从口角斜行向下的皱褶，给人悲伤的感觉，非常影响美观。仅注射颏孔下方的降口角肌的下 1/3，浅表注射，远离中线位置，避免影响降下唇肌。常用的注射位点为鼻翼与口角延长线与下颌缘交点上方 1 cm，注射剂量每点 2 U。

h. 下面部提升：颈阔肌是面部向下方用力的最大表情肌，当其先天性张力较大时或因衰老等其他原因引起的相对张力较大时，会向下牵拉下面部，导致下颌缘不清晰、口角下拉、颈纹加重；当颈阔肌收缩且纵行条索或边缘明显时，可形成"火鸡脖"。肉毒毒素治疗对颈部纵行的条索效果较好，尤其是颈部皮肤弹性仍好，仅有少量的下颌下脂肪下垂者。

注射治疗时应根据患者具体情况和需求选择注射位点，通常每侧可以注射 3～5 排，每排注射 4～6 个点，每个点 1～2 U，每点间隔 1～1.5 cm，才能达到放松颈阔肌的目的。由于颈阔肌较薄，在进行肉毒毒素注射时，宜浅表注射，避免因注射过深影响到咽喉部肌肉，引起颈部无力、吞咽困难及声音嘶哑等不良反应。避免过于靠前麻痹降口角肌，引起口角不对称。

②瘦脸、瘦小腿、瘦肩。

a. 瘦脸：对于非肥胖人群而言，咬肌肥大是导致下颌角位置突出及方形脸最常见的原因。咬肌为咀嚼肌之一，覆盖下颌角及下颌支表面，主要作用是上抬下颌骨，辅助下颌骨的侧向运动。过度咀嚼或者磨牙等诸多习惯都会导致咬肌肥大。长期习惯单侧咀嚼会导致不对称咬肌肥大。肉毒毒素作用于咬肌，使其松弛，产生失用性萎缩，达到缩小体积的目的。

目前公认的咬肌注射的安全范围是咬肌前后缘内侧 1 cm，耳屏与口角连线下方 1 cm，下颌缘上方 1 cm 的区域内。

注射位点：单点法、三点法、五点法，甚至更多点法，最重要的是明确定位，选择主要注射点。术者定点时，可以让求美者咬紧牙关，触诊到咬肌最突出的位置，确定主要注射点后，根据咬肌的大小及肥厚程度、范围，进行个性化点位注射。注射深度建议为咬肌深处接近下颌骨骨膜处，建议使用针头长度为 13 mm。依据超声检查，健康成人咬肌深度为 9～13 mm。注射点位过高可能引起笑容不对称及深部血肿，还有可能损伤腮腺导管。注射点位过低可能会损伤面神经下颌缘支。注射点位过于靠前可能损伤面动脉及面静脉。注射层次太浅的话，可能导致药物弥散不均匀造成局部肌纤维在咀嚼时异常突起。

·肉毒毒素注射治疗咬肌肥大总剂量取决于咬肌的体积，首次注射，单侧一般 20 ～ 30 U，双侧为 40 ～ 60 U，如果咬肌特别肥大，每次单侧也可以注射 50 ～ 60 U，一般男性注射量大于女性。

b. 瘦小腿：主要是针对腓肠肌的中部和侧面部分注射，通过让腓肠肌失用性萎缩可以从视觉上让小腿变细、变修长。注射时，建议注射到浅层的腓肠肌，不建议注射到深层的比目鱼肌，否则会影响到下肢行走，出现下肢无力，影响到小腿功能及生活质量。平均每侧腿 50 ～ 100 U。注射时垂直入针，肌内注射。分散、多点注射，效果更为理想。

c. 瘦肩：肉毒毒素治疗斜方肌肥大，俗称"瘦肩"。近几年也有文献报道肉毒毒素注射在斜方肌，不仅可以美化肩部轮廓，还能缓解肩部肌肉紧张导致的疼痛等症状。注射区域一般建议在连接肩与颈的斜方肌上部，嘱其耸肩，用手捏住紧张的斜方肌，对沿锁骨外侧的斜方肌束做好标注，每隔 2 cm 一个位点，单排、双排或者多排注射。每个点 5 U，总剂量不超过 100 U。注意避免注射入肩内侧引起颈部肌肉无力等不良反应。

③皮肤微滴注射。相比传统方法将 100 U 肉毒毒素加入 2.5 mL 无菌生理盐水中稀释，向目标肌肉内注射 2 ～ 4 U，微滴注射则是使用生理盐水 5 ～ 10 mL 将肉毒毒素进一步稀释至 10 ～ 20 U/mL，采用网格状注射，注射间距为 0.5 ～ 1 cm。其较传统注射方法更表浅，皮内或者皮下注射，通常以看到白色皮丘作为标志。由于每个点的剂量非常小，一般不超过 0.2 U，且每个点的容量微小，药物弥散范围局限，注射精准，可以防止溶液不必要地扩散到更深的肌肉，从而保留更多的肌肉功能，减少常规注射引起的表情僵硬、不对称等并发症，使其看起来更自然。根据经验，肉毒毒素微滴注射多数用于改善眉上 2 cm 以内的抬头纹，避免传统方法带来的压眉毛等不适感；同时在下颌缘注射来改善下颌轮廓、提升中下面部。全面部微滴治疗对改善面部油脂分泌及改善皮肤弹性、粗糙度及湿度方面效果也是非常明显的；也可以和透明质酸联用，进行中胚层的注射，提升面部紧致度。

④玫瑰痤疮。玫瑰痤疮是皮肤科最常见的慢性复发性炎症性疾病，主要表现为阵发性面部潮红、持续性红斑或丘疹、脓疱及毛细血管扩张等。玫瑰痤疮的治疗相对棘手，且阵发性潮红易反复发作，除系统用药、外用药物及光电治疗外，肉毒毒素可以通过抑制神经末梢释放乙酰胆碱，减轻玫瑰痤疮的红斑及阵发性潮红等症状。目前在临床上已广泛应用。目前注射方式主要是在两颊区域网格状均匀、微量及浅表注射，但最佳稀释比例和剂量还无统一标准，需要更多研究确认。

⑤多汗症。多汗症是局部或者全身皮肤出汗量异常增多的现象。腋窝及手部汗腺活动是由胸交感神经支配的，情绪波动、紧张焦虑时更加明显。用肉毒毒素注射治疗多汗症，是利用其抑制交感神经对汗腺的支配作用达到止汗的目的。注射层次在真皮层内，不超过 1 mm，单点的量要足够。治疗腋下多汗症注射到真皮层可以有明确的皮丘，但是治疗手掌和脚掌多汗症时却见不到皮丘，因为角质层太厚，垂直注射基本无效，需要一定的角度。如果注射位置过深，会触及肌肉，引起手部运动功能受限。有案例表明，每侧腋下分别注射 15 U 肉毒毒素，注射效果临床上可维持 6 个月以上。

⑥腋臭。肉毒毒素治疗腋臭，通过阻断神经末梢乙酰胆碱的释放，抑制小汗腺排汗，促进大汗腺萎缩，大大减少了各种异物的产生。常规治疗剂量为每侧各 50 U，且没有发现明显肌肉萎缩等不良反应，单次注射治疗有效时间为 3 ~ 6 个月，可以重复治疗。

⑦瘢痕。对于增生的病理性瘢痕及瘢痕疙瘩，注射肉毒毒素可以明显改善瘢痕。且对于早期的伤口也有预防瘢痕形成的功效。

（8）不良反应及处理

全身症状多见头痛、发热、全身不适、疲倦、乏力、鼻咽炎、感冒样症状等。这一症状与肉毒毒素的关系并不确切，可能只与注射有关，而随着患者接受注射次数的增加，头痛的发生率也随之下降；其他并不确定的系统反应包括口干、眼睛发红、调节紊乱、胃肠道症状等，常发生在 1 周以内，持续时间约 1 周。

局部常见不良反应包括红斑、水肿、疼痛、瘀斑及非靶向肌肉麻痹等，且大多数不良反应较轻微并可逆。熟悉肌肉解剖结构、辨别个体差异、规范化精准注射在目标肌肉可减少肉毒毒素局部弥散引起的不良事件。非靶向肌肉麻痹多数 2 ～ 4 周能自行恢复，如出现眼睑下垂可使用 α - 肾上腺素能眼药水，刺激交感神经上眼睑的内收肌以帮助恢复。

（9）中毒

注射性肉毒毒素中毒常因使用剂量不准确的非法制剂导致，安全剂量内注射正规制剂可以有效预防中毒事件的发生。建议注射剂量为单次不超过 300 U，2 个月累积注射剂量不超过 400 U。对轻度中毒者应给予对症支持治疗并密切随访，中、重度中毒者应尽早住院治疗，予以肉毒抗毒血清缓解中毒症状。

（10）联合使用

肉毒毒素和透明质酸联合局部中胚层注射：可使真皮成纤维细胞数目增加，对于很深的静态皱纹，联合使用肉毒毒素和透明质酸效果会更好。先注射肉毒毒素舒展动力性皱纹，之后间隔 2 周左右再注射透明质酸，去除静态皱纹。尤其适用于额纹、鱼尾纹处已经形成很深的静态纹路。如果是下颏填充注射，肉毒毒素可以松解颏肌，减少颏部皱褶，注射肉毒毒素 2 周后注射填充透明质酸，可减少透明质酸用量并可延长透明质酸持效时间。

肉毒毒素联合光电治疗：对于较浅的细纹，光电治疗可以刺激皮肤产生新胶原蛋白和重新排列，而肉毒毒素能使皮肤下方的肌肉张力降低，活动减少，能进一步促进新胶原蛋白的排列，并能减少瘢痕形成。因此，肉毒毒素可以增强及延长激光治疗的效果，起到相得益彰的作用。

中国医学临床百家

参考文献

1. 中国医师协会皮肤科医师分会注射美容亚专业委员会. 肉毒毒素注射在皮肤美容中应用的专家共识. 中国美容医学，2017，26（8）：3-8.

2. 李聪颖，章伟. 肉毒毒素注射治疗在皮肤美容领域的应用进展. 世界临床药物，2023，44（4）：301-306.

3. 韩雪峰. 面部透明质酸与肉毒毒素高阶注射. 北京：北京大学医学出版社，2022.

4. 王琳. 肉毒毒素注射实战图解. 沈阳：辽宁科学技术出版社，2022.

5. 梁筱，李青峰. A 型肉毒毒素用于注射美容的并发症及其防治措施. 中国美容医学，2014，23（16）：1393-1397.

6. 屈见闻，潘博，赵雪莲. 注射用肉毒毒素制剂及其研发进展. 中国医疗美容，2021，11（3）：131-137.

7. 黄丽华，吴琳. 肉毒毒素微滴注射在面部皮肤年轻化中的应用及其研究进展. 中国美容医学，2023，32（1）：193-196.

（龚龙岗　邢园　刘文军　李巧玉）

33. 眶颧复合体修复整形

眶颧复合体（orbitozygomatic complex，OZC）又称为颧 – 上颌 – 眼眶复合体，或颧骨复合体，是面部较突出的部分，属于面中部，其正面、侧面在面部美容中均占有重要地位。正面观，颧部决定中面部的宽度。侧面观决定中面部的弧度。颧骨和面部其他骨骼构成颜面部的骨性支架，决定一个人的面容特征。目前与颧骨复合体有关的修复重建手术包括颧骨增高、颧骨缩小、颧骨骨折后畸形矫正、颧骨肿瘤切除与再造、中面部凹陷矫正及面部除皱术、眶距增宽症矫正等。概括起来基本上分为两类手术：一是对颧骨过大者进行缩小术；二是对颧骨过小（或缺损）者进行扩增（或再造）。颧骨过大缩小术属美容外科的范畴，近 10 多年来随着人们生活水平和整形技术水平的提高而逐渐开展起来。随着交通事故的增多和肿瘤发病率的上升，需要颧骨扩增（或再造）的患者也逐渐增多。

（1）区域解剖

颧骨是最坚硬的面骨，左右对称，构成面中侧份的突起部分。颧骨分一体三突。颧骨体有 3 个面：颊面隆，朝向前外侧；颞面凹陷，朝向后内侧，构成颞窝前外侧壁；眶面平滑且凹陷，参与眶外侧壁的构成。3 个突起分别为额蝶突，上接额骨颧突形成额颧缝，后连蝶骨大翼；上颌突，与上颌骨的颧突相连形成颧上颌缝；颞突，与颞骨的颧突相连，形成颧弓。颧骨眶面参与眶外侧壁的构成。

（2）手术

颧骨复合体及其相关区域骨骼构成颜面部的骨性支架，决定一个人的面容特征。颧骨的突出程度在人种与族群间差异非常明显，我国以南方人较多见。东亚人认为高颧骨显得粗壮、男性化或凶狠。高颧骨影响面部比例协调。颧骨过度突出使面中部过宽，面部轮廓线不柔和则视为不美。目前临床开展较多的是颧骨缩小术，以下就口内进路进行叙述。此种手术患者对术后效果通常要求较高，一定要详细制订手术计划，做好术前准备及充分谈话沟通，让患者熟知了解术后效果。

1）适应证。面上 1/3 凹陷狭窄，面中 1/3 突出肥大，面上部与面中部面型宽度比值小于 0.75，可诊断为颧弓肥大。

2）手术前准备。测量面型宽度比值及骨性面型宽度比值。计算出颧骨降低的高度，并在三维 CT、X 线片上标出截骨线及截骨的宽度。向患者详细解释手术前后的注意事项和手术效果。

3）手术方法。可分口内进路与口外进路两种方法，口内从上颌前庭沟进路，口外从发际内冠状切口或颞部至耳前切口。口内进路法介绍如下。

手术在全麻下进行，口内进路自上颌前庭沟顶端切开黏膜及黏膜下组织及骨膜，切口长 4 ～ 5 cm（图 102）。止血后用骨膜剥离器沿骨膜下向眶下缘及眶外侧缘剥离，接近眶下孔时，注意勿损伤眶下神

中国医学临床百家

经。然后沿颧骨外侧向颧弓剥离，显露颧弓内 1/2。

用深部直角拉钩显露眶外侧缘及眶下缘，用亚甲蓝在眶外侧壁距眶缘 8 mm 处向内下方达颧骨体上颌突的外下缘标出一弧形截骨线，截骨断面呈由内上斜向外下的一斜面，截骨宽度为 8 ~ 12 mm（图 102）。

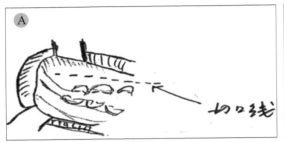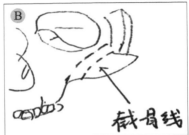

A. 设计前前庭沟切口；B. 标出截骨线。

图 102 颧骨降低术（口内进路法）

用微型锯或裂钻沿截骨线将颧骨体截断。截骨面应与骨面成约 45°。双侧截骨线一定要对称一致。去除截下的骨块，以利于两断面的紧密结合。

颧骨体截断后在鬓角发际前缘颞下颌关节前 1.0 ~ 1.5 cm 处皮肤切一 5 mm 小口，用蚊式钳向深部钝性分离至颧弓骨面，然后将小骨凿插入切口内轻轻凿断颧弓远端，按压颧弓使其向下陷落至需要降低的高度，注意保持断端不移位。此时整个颧弓呈游离状。

将颧骨体、眶壁外侧缘及眶下缘处用裂钻打孔后，再用细钢丝结扎或微型钢板螺丝钉固定。

用磨头将颧骨体断端结合部及截骨线内侧至眶下孔外侧、眶下缘部较高的不平整部分打磨平整，将颧骨骨膜与颧骨上缘颞肌筋膜固定一针，可以起到预防颧骨降低后面中部下垂的并发症发生。

充分止血后用 1-0 缝线缝合黏膜下组织，用 3-0 缝线缝合黏膜。

包扎时轻度加压，注意颧弓远端勿加压，避免颧弓塌陷。

（龚龙岗 邢园 刘文军 李巧玉）

34. 颏部修复整形

颏部是人类区别于动物所特有的面部结构，其构成了面下份最突出的部分，维持着面部的平衡与协调，其大小、形态、空间位置及所占比例的变化均可导致各种颏部畸形。颏部修复整形术在改善面部外观中起着举足轻重的作用。

（1）颏部解剖

在下颌骨的最前端，有 2 个骨性突起，称为"颏结节"。在 2 个颏结节之间有个三角隆起，称为"颏隆突"，即颏部。颏部位于下颌骨体部中央，双侧颏孔之前，包括正中联合、颏节结、骨性联合、颏上棘、颏下棘，是一个立体结构范围。从面部软组织来看，颏部是面下 1/3 位于颏唇沟下方的部分。颏唇沟的位置与深度对颏部的形态和面下 1/3 的协调美观有一定影响，理想的颏唇沟应该位于上唇上缘与颏下缘的 1/2 处附近。颏部大小和形态变化可以影响到其他软组织的位置和形态，甚至影响整个侧貌的协调和平衡。图 103 为重要的体表投影点。

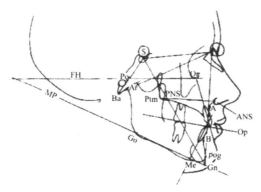

ANS：前鼻棘；Ar：关节突点；FH：水平面；Gn：颏下点；Go：下颌角点；MP：下颌平面；Op：口平面；Or：眶最下点；PNS：后鼻棘；Po：颏前点；S：鞍。

图 103　重要的体表投影点

（摘自 ASTON S J，BEASLEY R W，THORNE H M，et al. Grabb and Smith's Plastic Surgery. 5th ed. Philadelphia：Lippincott，1997：322.）

（2）颏部畸形分类

颏部大小和空间位置的变化可导致各种畸形，颏部畸形主要根据 McCarthy 分类法分为两类：①伴有牙咬合关系异常；②不伴有牙咬合关系异常。前者为下颌骨畸形，是颌骨形态异常所致，呈 Angle Ⅱ 或Ⅲ类咬合关系，颏部形态不一定异常（图 104）；后者是纯粹的颏部畸形，咬合关系正常或基本正常，颏部畸形是颏本身形态异常所致。Guyuron 等将颏部畸形分为 7 型：Ⅰ 型，颏过大；Ⅱ 型，颏过小；Ⅲ 型，颏过大伴其他轴向上的颏过小（混合型）；Ⅳ 型，颏偏斜；Ⅴ 型，颏下垂；Ⅵ 型，假性颏过大（颏部骨支架正常，颏垫过厚）；Ⅶ 型，假性颏过小（长面畸形，正常下颌发生顺时针旋转）。该分类方法针对不同分型，有不同的矫治方案，分类清晰，涵盖了颏部软硬组织畸形，具有很好的指导意义，得到了广泛推广。颏畸形中，颏过小（小颏畸形）最常见，颏过大次之。

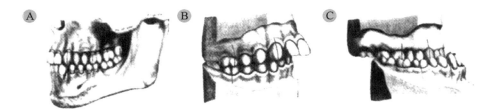

A. Angle Ⅰ类；B. Angle Ⅱ类；C.Angle Ⅲ类。

图 104　咬合类型

（摘自 ANGLE E H. Treatment of malocclusion of the teeth and fractures of the maxillae. Angle's system. Philadelphia：SS White Dental Manufacturing System，1898：6.)

（3）颏成形术

颏成形术是最早开展的颅颌面轮廓整形手术之一，方法比较多，最常用的是假体植入隆颏术、自体骨植入隆颏术和颏截骨成形术。

1）假体植入隆颏术。假体植入隆颏术难度小，损伤轻，手术时间短，不需要复杂的手术器械，局麻下即可完成，风险较低，恢复较快，出现严重并发症的可能性较小。但是，若颏部垂直方向长度增加过长，将导致颏下缘台阶状畸形而影响美观，因此该方法仅适用于轻、中度的小颏畸形，矫正矢状方向下颌轻、中度突出不足，垂直方向 4 mm 以内的缺陷，以及颏唇沟较浅的患者。以任何组织代用品行假体隆颏术，术后都存在皮质骨吸收现象，还存在程度不等的假体移位现象，以及老化、异物排斥反应、局部疼痛、下唇感觉异常、感染等并发症。

2）自体骨植入隆颏术。自体骨是隆颏最理想的充填材料，术后不会发生排异反应，不易感染，合适的自体骨不易发生骨吸收，且有助于愈合。自体骨多采用下颌骨外板，也可采用髂骨及肋骨，但对于单纯行颏部整形者，由于额外增加了手术创伤、瘢痕和可能的相关并发症，不易被患者接受。下颌角肥大患者下颌角前切迹明显凹陷，不仅突出方形面容，还同时突出方形的颏部。因此在切除肥大下颌角的同时，颏部的形态调整也非常重要，这使得颏成形术加下颌角截骨术成为一举两得的术式。应用下颌骨磨除骨屑移植在下颏区骨膜下效果良好。骨屑为颗粒状，易成活，含有活细胞，可转化为成软骨或成骨细胞，发挥成骨作用、骨传导作用和骨诱导作用。同时，自体移植骨屑对受区无免疫反应，是一种良好的骨传导支架，骨屑含有大量骨刺激性蛋白，可促进骨诱导，是体内最具有成骨活性的骨移植材料。术后观察表明，移植骨屑与周围融合好，形状稳定，不移位，不晃动，不影响下颌功能，并发症少。

3）颏截骨成形术。Hofer 最早采用颏部截骨移位对颏形态进行了改型，开创了颏形态截骨改型的新纪元，因其在矢状方向和垂直方向都能调整颏部形态，还可通过截骨块的旋转和水平移位，调整颏部偏斜和面部不对称畸形。Bell 等提出保留广泛蒂的颏成形术，根据各类颏部畸形的特点已衍生出各种不同术式，使颏部可前陡、后退、左右移位，并可植骨嵌插加高、节段骨块去除缩短等。目前，临床已可矫正颏部发育过度、不足和偏斜等涉及前后、上下及左右等三维方向的各类形态缺陷。手术基本步骤包括软组织分离、截骨线设计、骨移植、固定等。

颏部水平截骨颏成形术（horizontal sliding osteotomy）：术中自左下第 1 前磨牙至右下第 1 前磨牙牙龈下 5 mm 处斜行做 "V" 形切口，切至骨膜，于骨膜下剥离，自唇侧至舌侧全层截开，松动骨段，带肌肉血管蒂，前移骨段后固定，缝合肌肉软组织以保障骨块良好覆盖。颏部水平截骨术截骨前移距离约为 0.8 cm，此法适用于轻度小颏畸形和轻度偏颏畸形。该术式注意保护颏下缘肌肉软组织的附着，并尽量减少颏孔周围不必要的剥离，以保证颏骨段充分供血，避免截骨段缺血性坏死、软组织下垂等并发症。

在水平截骨基础上，将截骨离断部分前移，置于下颌骨前固定，形成水平截骨前上移颏成形术（horizontal osteotomyand jumping genioplasty），可明显增加颏部在矢状方向的长度，适用于轻中度小颏畸形。

调整截骨平面及截骨形状，进一步衍生出颏部台阶状截骨术（stepped osteotomy）及矢状位弧形截骨术（sagittal curving osteotomy）。前者截骨平面低，避免了对颏神经的损伤，能显著降低术后颏部神经感觉障碍并发症的发生。后者可在截骨面填充自体骨或羟基磷灰石，达到理想位置后固定，术后在矢状位和垂直方向上颏部形态都有显著的改善。

颏部双台阶截骨术（two-step horizontal osteotomy）：第一道截骨线位于颏孔水平下 3 mm 处，第二道截骨线与之平行。两者之间的距离视颏部的骨量而定，截骨后向前提牵，形成阶梯状排列后固定，主要用于中重度小颏畸形。

颏部垂直劈开前移截骨法（splitting advancement genioplasty）：于颏部垂直劈开一宽度为 15 mm、两端为直角形的骨块，斜行向内，逐渐增厚，直至劈至全层，前移骨块的同时，在截骨面先插入硅胶假体，保证前移的距离，固定后取出假体。该术式可在断面间诱导成骨发生，增加骨量，效果持久而显著，且在改善颏部短缩的同时，还能校正颏部偏斜不对称的问题，唇形美观自然，避免了台阶样畸形。

颏部盾形截骨术（chin shield osteotomy）：在水平截骨的基础上，保留口腔黏膜侧近中线 2 cm 骨皮质连续性，再于水平截骨线上方、口腔黏膜侧垂直截骨，直至水平截骨面，保持水平截骨部分和垂直截骨部分的连续性，以及骨桥部分的完整性。优点在于增加颏部高度和凸度的同时，避免了颏唇沟过深，使得颏唇部外观更完美自然。

颏部矢状劈截骨术（sagittal split genioplasty）：骨块移动时影响下面部高度，应该考虑骨切开相对于咬合平面和下颌平面的角度。本术式中，水平截骨始自颏联合颏前点稍上方，延伸至颏孔以下 4 mm，避免伤及下牙槽神经，并沿下颌体下缘向后延伸至磨牙，由于此处丰富的软组织可以掩盖下颌骨前缘的任何切迹，故可减轻沙漏畸形的严重程度。

（4）数字化技术应用

以往各种术式在设计和选择上均依赖于经验判断，无法直观术后外观。传统 X 线片、CT 扫描受二维平面的局限性，无法精准地测量，也无法预测术后的效果，且对软组织的改变也没有确切的测量评价标准。因此，数字化技术的应用为手术设计和术前沟通提供了崭新的平台。

1）计算机辅助外科。颏成形术由于解剖结构复杂及切口暴露的限制，手术操作难度大。为了达到手术精确、微创、理想的功能与外形恢复的目的，需要精密的术前设计、准确的术中控制和可靠的术后预测。因此，计算机辅助外科（computer assisted surgery，CAS）在颏成形方面得到了广泛的应用。CAS 通过计算机，将 CT、MRI、DSA、PET 等提供的图像信息进行三维图像重建，可以进行植入假体、手术切口、截骨大小、形状、位置的个性化设计，并可逼真地模拟术后效果，有助于直观地了解及评价手术，增强术前沟通，提高手术满意度。借助 CAS 技术，可进行直观的手术模拟、精确的手术导航和手术定位，并制定合理的手术方案。CAS 较之于传统外科，具有无法比拟的优势：①减轻手术创伤和患者痛苦，缩短住院和术后康复时间，降低医疗费用；②手术更安全、手术精度高；③改变手术观念，使以往不能治疗或治疗困难的疾病能够得到治疗和治愈；④减少输血比例和输血并发症；⑤减轻医护人员和患者的负担；⑥降低传染病等感染风险。

CAS 技术在颏成形术中的应用主要为手术导航。手术导航系统的工作原理是将术前或术中获得的患者影像学资料输入计算机工作站，经运算处理重建出患者的三维模型影像，可在此影像基础上利用相关软件进行术前设计。在实际手术过程中，导航系统动态追踪手术器械相对于患者解剖结构的当前位置，并明确显示在患者的二维/三维影像资料上，进行立体可视化的术中定位操作，能获得传统手术无法比拟的效果，有效降低手术创伤，最大限度地保留患者的功能和外形。

2）机器人外科。通过精确的定位及计算机运动控制技术，替代或帮助外科医师完成相应的高难度、高风险手术。颏成形术中，机器人技术主要应用范围包括切除和截骨时智能化地保护邻近组织的重要结构，根据预定方案对颅颌面骨进行切割和成形，并将骨块精确移位和固定，正确引导种植体的植入部位、轴向和深度，根据术前三维重建图像预制支架系统，在术中准确自如地放置于预设位置并加以固定等。

3）3D 打印技术。属于非传统加工工艺，制造思路与传统制造业相悖，特别适合生物医学中多曲面、非对称、内部结构精细的复杂产品（如骨骼和器官）的快速制造和个性化定制。3D 打印技术通过逆向工程重建的模型，采用离散材料（粉末、液体、片、丝、板、块等）逐层累加起来制造实体零件。3D 打印技术在颌面外科的应用最初主要是原型制造、模型外科，由此设计制作个性化修复体，可在术前直观地进行观察，制订精确的手术计划，辅助设计制造个性化修复体，从而使手术简单易行，时间缩短，外形和功能恢复较理想。颌面部骨骼形态不规则，3D打印技术的出现给硬组织外科植入物设计和制造提供了强大的技术支撑，改变了修复假体由大块实体材料切削或铸造的传统模式。打印出的模型质量较轻，力学性能可能与人体骨组织更为匹配。2011年6月世界上首例由3D打印技术制作的人工下颌骨移植手术在荷兰进行，术后患者恢复状况良好，新的下颌骨并未影响其语言表达和进食能力。3D打印制造完全定制的、个性化的产品，可最大限度地发挥材料的特性，制作方便快捷，原料利用率高，能够满足临床上复杂多样的个性化要求，并快速进行打印制作，在颏成形术中将具有良好的应用前景。

颏成形术是端正面部构架，使脸型变得协调和谐的重要的美容手术。在行颏部手术前，不但要对患者进行面部、颏部形态的全面评估，还须注意鼻、下唇、颏部的协调性，要考虑到颏唇沟深度和颏颈角形态。另外，特别需要注重患者的心理状态，进行充分的术前沟通。每种术式都有其适应证，只有对术前患者颏部形态充分分析，有针对性地选择合适的术式，才能获得最佳的手术效果。

（5）术后并发症及处理

1）出血。原因：损伤颏神经血管束；操作不当造成舌侧口底软组织损伤；附着软组织剥离后出现渗血；骨髓腔出血；术中血压过高等。预防及处理：控制性低压麻醉，血压维持在100 mmHg以下；及时结扎软组织活动性出血；使用来复锯或摆动锯在短时间内完成截骨；骨蜡填压止血；避免损伤舌侧软组织。

2）颏神经损伤。原因：颏孔的位置变异；对解剖不熟悉；术中牵拉过重，保护不够。预防及处理：正确设计切口的位置与长度；牵拉动作要准确柔软，在整个手术过程中处处注意保护颏神经；如术中发现颏神经损伤，可在手术结束前予以吻合；如断端较短，可将颏孔扩大，延长断端以便于吻合修复。

3）骨坏死或骨愈合延迟。原因：下骨段的舌侧附着肌肉蒂剥离过多，影响血供；若局部有感染，则会加重血液供应障碍；固定不确切，骨创接触不良。预防及处理：在术中尽量地带广泛软组织蒂，使面颊部骨段舌侧肌肉蒂及颏下缘水平截骨线以下的组织附着，从而保证颏部骨段的血液供应。死骨一旦发生应及时引流，控制感染，使骨坏死局限在小范围内。因固位不好造成的应局部制动。

4）黏膜创口裂开与感染。原因：无菌操作不严格，缝合前冲洗创腔不够，黏膜切缘挫伤较大，止血不彻底形成血肿；黏膜创面对合不良，黏膜面卷入切口；未按要求分层缝合骨膜；缝合结扎过紧及术后口腔清洁护理不够。预防及处理：在手术过程中要严格遵守无菌操作原则，包括止血、缝合、结扎等；一旦出现伤口裂开及感染，要加强换药，每天用3%过氧化氢及等渗盐水冲洗裂口处，并覆盖碘仿纱条。如有血肿或渗液应引流，面部颌下加压包扎，并应用抗生素。

5）口底血肿。原因：截骨时损伤口底软组织造成渗血；未能处理好软组织或骨髓腔内的活动性出血。预防及处理：术中避免损伤舌侧肌肉，及时处理好活动性出血，为防止呼吸道梗阻，可将头抬高30°以控制唾液及血肿，床前备用吸引器，在患者完全清醒前留置鼻导管，同时及时吸出口腔或鼻腔内外的分泌物，凡出现口底血肿，做好气管切开准备。在颏成形术中术后均可能出现并发症。术者应以认真负责的精神进行手术，严格遵守手术要求，正确、小心细致地操作，术后严密观察病情，及时处理异常情况，以防止各种并发症的发生。

参考文献

1. 曾海峰. 多种手术方式在颏部整形中的应用及思考 // 浙江省康复医学会修复重建外科委员会 . 2015 年浙江省整形与美容暨修复重建学术年会论文汇编 .

2. 杨帆，杨斌 . 宽颏畸形的整形手术方法及进展 [J]. 中国美容整形外科杂志，2019，30（4）：248-249.

3. 邵祯. 颏部畸形及治疗. 中国实用口腔科杂志，2011，4（11）：648-652.

4. 吕毅敏，卢利. 颏部畸形的诊断及治疗进展. 全科口腔医学电子杂志，2018，5（33）：15-16.

5. 智清彦，喻正虹. 颏部美容整形术的简要分析. 中外健康文摘，2012，9（22）：383-384.

6. 邵祯. 颏部美容整形进展在面部轮廓整形中的应用 // 中国中西医结合学会. 2016 中国中西医结合学会医学美容学术年会暨第二届泛亚国际医学美容大会论文集. [出版者不详].

7. 祁佐良，邹丽剑，戴传昌，等. 面部轮廓整复的临床研究和进展 // 中国康复医学会修复重建外科专业委员会. 中国康复医学会修复重建外科专业委员会第十四次全国学术交流会论文集.

8. 林阳阳，侯敏. 巨颏畸形截骨整形术的应用进展. 中国美容整形外科杂志，2019，30（12）：734-735.

9. 吕毅敏，卢利. 颏部畸形的诊断及治疗进展. 全科口腔医学电子杂志，2018，5（33）：15-16.

（龚龙岗　邢园　刘文军　李巧玉）

35. 下颌角美容整形

东亚人面部轮廓传统审美标准为瓜子脸、椭圆形的脸型，如果下颌角肥大、面下部过宽，就会被视为难看的方形脸或下宽上窄的梯形脸，从而失去东方女性特有的温柔、秀美的气质。随着生活水平的提高，许多求美者要求改变面部轮廓，而单一部位的整形有时并不能达到理想效果。根据患者不同的面下部轮廓特点，面部美容整形常以下颌角整形术为主，结合颏成形术、面部吸脂术、颊脂垫部分摘除术等手术方法重塑下面部轮廓。因此下颌角整形术是面部整形美容外科最为常见的手术之一，其目的是通过去除下颌角及周围部分骨组织，减小下面部宽度，进而实现面部的整体协调和曲线的流畅。

（1）区域解剖

1）下颌角区域的解剖层次。解剖层次由浅入深依次是皮肤、皮下脂肪、SMA 筋膜及颈阔肌、腮腺及包裹腮腺的腮腺咬肌筋膜，其中腮腺咬肌筋膜向前则延伸为咬肌筋膜，覆盖在咬肌之上。下颌角附近由后往前依次可见耳大神经、颈外静脉、面神经颈支、面神经下颌缘支、面动静脉等组织结构。下牙槽血管神经束自颏孔穿出。

2）下颌角区域的血管。面动脉自颈外动脉发出后斜向前上走行，于下颌角下方附近平行于下颌骨下缘走行，该段面动脉紧贴下颌下腺。面动脉继续向前于下颌骨下方咬肌前缘向上进入面部，走行于下颌骨骨膜的浅面。面动脉在面部尚有面静脉伴行，但面静脉在颌下区走向外下与下颌后静脉汇成面总静脉。在下颌缘，约 80% 的面静脉位于面动脉后方，该处的面动静脉浅面仅覆以皮肤、颈阔肌及由后向前走行的面神经下颌缘支。颈外静脉由下颌后静脉的后支与耳后静脉在腮腺下缘附近汇合而成，其位置表浅，走行于颈阔肌深面、胸锁乳突肌的表面，沿胸锁乳突肌斜向后下，至该肌深面或颈后三角，穿颈深筋膜注入锁骨下静脉或颈内静脉。

3）下颌角区域的神经。面神经下颌缘支于腮腺前下部出腮腺，之后走行于深筋膜（咬肌筋膜）中，在咬肌前缘面动脉浅面越过，最后分支进入颈阔肌、降口角肌、降下唇肌和颏肌。下颌缘支出腮腺的位置距离下颌角 5 ～ 10 mm，之后大约 95% 基本平行于下颌骨下缘及其上方区域走行。面神经颈支于下颌缘支下方出腮腺，向前下方走行，边走边发出一两个分支，后走行于颈阔肌深面支配该肌。神经在下颌骨下缘水平距离下颌角 6 ～ 12 mm。

耳大神经浅出于胸锁乳突肌后缘中点，在颈阔肌深面、颈外静脉后方、胸锁乳突肌表面上行，其主干长（40.54 ± 9.35）mm，与颈外静脉几乎平行上行，两者中点距离为（7.73 ± 1.69）mm。若从耳垂至胸锁乳突肌后缘中点连线，则耳大神经全部分布于该线前后 10 mm 的范围内。耳大神经在下颌骨下缘水平以上（13.24 ± 4.16）mm 或下颌骨下缘水平以下（8.17±2.24）mm 发出 2～3 支分支，分别分布到乳突区、耳郭后面及腮腺表面的皮肤。耳大神经在下颌骨下缘水平至下颌角的距离为（19.48±6.45）mm。

（2）手术

单纯从手术原理上讲，手术并不复杂，按手术方式可分为截骨法、磨骨法及外板劈除法，按手术进路可分为口内进路、口外进路、口内口外结合进路及耳后切口进路。目前临床多采用耳后弧形切口截骨术（图105）。但是实际操作中确有诸多需要考量的因素。

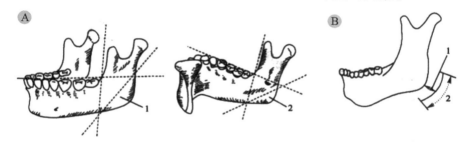

A. Kamiishi 安全截骨区（图中 1、2 区域）；B. 以下颌角为中心设计切口线。

图 105 安全截骨区

首先，需要考虑切除下颌角量的判断，这将直接影响到手术效果。既往临床医师将 X 线头颅正侧位、下颌曲面断层片及头影测量作为临床下颌角截骨整形的重要参考依据。下颌曲面断层中下颌神经管的位置为手术提供直接的参考。此外，随着高分辨率 CT 的出现，医师可通过三维 CT 模拟下颌角切除后面部外形的改变。三维重建技术可以较精确地测量骨性距离、角度、体积等变化。近年来计算机辅助外科、机器人外科、3D 打印技术等技术的蓬勃发展，为我们的临床操作提供了很大的助力，但这些计算机模拟技术对软组织的模拟仍不精确，加上费用昂贵、接触放射线多，并非所有患者都能接受。目前临床上具体骨量的切除仍主要凭术者经验。

其次，下颌角整形后对面部形态的影响需要考虑。下颌角肥大是一个综合征象，下面部过宽存在软硬组织复合因素，主要是由咬肌相对于翼内肌肥大、下颌支过高、下颌体外板外翻或向后下突出所致，而与下颌角角度无肯定的相关性。下颌角截骨后骨性变化常常明显，截骨后效果在手术后即刻就能体现。

最后，对咬肌的影响。手术除对下颌骨产生影响外，软组织也会发生相应的变化，咬肌是咀嚼肌中重要的肌肉也是面下部宽度的重要组成部分，下颌角截骨术对咬肌也存在影响。在动物基础研究中，恒河猴、山羊下颌角切除后血液中肌酸激酶升高，一直维持到术后 3 个月才恢复到术前水平，提示术后 3 个月内手术可能对咬肌等面部咀嚼肌等存在影响，但二维和三维超声证实，术后静态下咬肌体积减小较明显，而在张闭口功能运动中咬肌的最大横截面积及体积却无统计学差异，因此目前多认为下颌角整形可能对咀嚼功能无损害。咬合力是反映咬合功能状态的重要指标之一，一定程度上体现了咀嚼功能的变化，有研究者指出术后 3 个月牙齿咬合力基本达到术前水平，术后 6 个月已超过术前，因而认为对咀嚼功能无影响。此外，东方女性方型脸主要原因是下颌角骨性肥大，而并非咬肌肥大，这与西方女性方型脸不同。加之，下颌角弧形截骨后咬肌发生顺应性萎缩，因此大部分学者治疗下颌角肥大时多采用下颌角的截骨手术而非咬肌的切除。对于合并咬肌良性肥大或者下颌角截骨术后对面部外形仍不满意者，综合应用肉毒毒素治疗，往往能取得满意的整形效果。

（3）术中、术后并发症及处理

"超女王贝美容致死事件"曾被媒体广泛报道，引起社会极大关注。而导致其死亡的正是下颌角成形术。下颌角手术由于视野显露小，对呼吸道上段影响较大，因此不应作为小手术而等闲视之。颌面血供丰富，通常情况下，对于剥离组织创面和截骨面渗血可不予特殊处理。但是如果术中误伤血管导致大出血，抢救不及时，可危及生命，需高度重视。在大出血发生时，术者需要沉着冷静，清醒分析出血可能的原因。首先要除外动脉出血，可采用指压角前切迹动脉体表搏动点、口外试缝扎动脉等方法确定。如确系动脉性出血，需果断切开止血。如为静脉出血，填塞止血最为有效。需注意填塞要可靠，填塞时间要长（超过30分钟），不能反复取出填塞纱条观察，否则每次取出均可能造成大量血液流失，增加手术风险。必要时可填塞后缝合关闭创面，24～48小时后取出填塞纱条重新缝合。

术后包扎与护理要到位，由于存在较大截骨面和软组织剥离面，术后需在截骨区对应的体表进行可靠的加压包扎，一般可采用十字交叉绷带包扎，辅助弹力网套固定。包扎时注意防止对颈部的压迫，防止影响呼吸。加压包扎时间为36～48小时。术后护理为口内常规护理，包括流食、每日口腔护理等。最为重要的是在术后24小时内床旁需常规准备气管切开包、大号针头和气管插管导管，以防止术后喉头水肿、咽部和口底血肿等原因导致呼吸道阻塞，危及生命。

参考文献

1. GOIATO M C，SANTOS M R，PESQUEIRA A A，et al. Prototyping for surgical and prosthetic treatment. J Craniofac Surg，2011，22（3）：914-917.

2. SYKES L M，PARROT A M，OWEN C P，et al. Applications of rapid prototyping technology in maxillofacial prosthetics. Int J Prosthodont，2004，17（4）：454-459.

3. GOIATO M C，DOS SANTOS D M，HADDAD M F，et al. Most frequent tumors in maxillofacial area rehabilitated through surgical reconstruction and prostheses. J Craniofac Surg，2010，21（2）：396-399.

4. JUERGENS P，KROL Z，ZEILHOFER H F，et al. Computer simulation and rapid prototyping for the reconstruction of the mandible. JOral Maxillofac Surg，2009，67（10）：2167-2170.

5. MORRIS C L，BARBER R F，DAY R. Orofacial prosthesis design and fabrication using stereolithography. Aust Dent J，2000，45（4）：250-253.

6. 王迎军，杜昶，赵娜如，等. 仿生人工骨修复材料研究. 华南理工大学学报：

自然科学版，2012，40（10）：51-58.

7. KIM S K，HAN J J，KIM J T. Classification and treatment of prominent mandibular angle. Aesth Plast Surg，2001，25（2）：382-387.

8. 罗奇，韩路军，张劲，等 . 三维重建模拟技术在下颌角缩小整术中的应用 . 中国美容医学，2016，18（9）：1272 - 1274.

9. KIM Y，PARK B. Resection of the prominent mandible angle with intraoral and external approach. Aesth Plast Surg，2003，27（1）：38 - 42.

10. 艾玉峰，成铤 . 面部轮廓整形美容手术的效果及严重并发症的预防 . 中国美容整形外科杂志，2011，22（4）：193 - 195.

11. 柳大烈，郑健生，付国友，等 . 口内入路双直线截骨法矫治下颌角肥大 . 中国实用美容整形外科杂志，2005，16（6）：339-340.

12. 归来，侯全志，张智勇，等 . 口内入路下颌角肥大弧形截骨术 . 中华整形烧伤外科杂志，1999，15（5）：336-338.

（龚龙岗　邢园　刘文军　李巧玉）

36. 面中部整形修复特点

面中部是指双侧颧突与蜗轴连线之间的区域，骨骼及其表面的软组织决定了面部的轮廓，上颌骨与眼球、鼻通气道、口腔关系密切，且其对面部表情肌、咀嚼肌、语言肌、吞咽肌起到支撑作用。上颌骨还与颊部的皮肤、黏膜共同作用，维持口腔容纳液体、固体的功能。因此面中部组织器官组成面部轮廓的重要形态及形成咀嚼、语言、呼吸等多种生理功能，其在人体结构中占有非常重要的位置。其结构和功能的复杂性使其相关缺损的修复较为复杂。

面中部的修复重建是通过手术和非手术方法对构成面中部形态的骨性结构和软组织成分进行重新排列组合和固定，达到重建外伤、肿瘤切除后的组织缺损，修复畸形、重塑有瑕疵的面部形态的目的。面中部的修复治疗包括严重面中部发育畸形（如眶距增宽症、面中部凹陷等先天性畸形）、外伤引起的颌面畸形和缺损、肿瘤切除术后导致的组织缺损和功能障碍，以及出于美容目的的正常轮廓美化。

不同程度的缺损需要不同的修复手段，如皮肤软组织缺损畸形修复需要进行邻近皮瓣转移修复游离皮瓣修复；当软硬组织复合缺损时常常需要更复杂的组织瓣修复技术。如何选择最佳的皮瓣或复合组织瓣进行修复一直是相关科室临床工作者的难题。

（1）小范围软组织缺损修复

1）局部皮瓣。小范围组织缺损可经直接缝合闭合创面。而当直接缝合后对外观影响较大并引起功能障碍时则需局部皮瓣推进或转移的方式进行修复并应遵循就近、隐蔽的原则，如对于颊部小面积组织缺损修复常用方式为菱形皮瓣、风筝皮瓣及斧头形皮瓣。

2）鼻唇沟皮瓣。鼻唇沟深面为面动脉及其主要分支走行部位，位置恒定，且存在丰富的动脉交通支，血供丰富，能够达到较大的长宽比；同时鼻唇沟为皮肤转折部位，解剖结构隐蔽，术后瘢痕不明显。因此鼻唇沟皮瓣常常作为鼻缺损及其周围软组织缺损首选修复方法。

3）扩张皮瓣。当邻近组织量不足时可采用皮肤软组织扩张术，应用扩张后皮瓣进行组织修复。例如鼻缺损修复，由于鼻部解剖结构的复杂性，应用局部皮瓣修复鼻部较大范围缺损时常常遇到组织量不足、供区畸形等问题，术后并发症较多，因此鼻缺损修复及再造一直是临床上较棘手的难题，而应用皮肤软组织扩张技术对邻近皮肤进行扩张，增加可利用皮肤组织量，能够充分解决这一难题。

（2）大范围软组织缺损修复

应用带血管蒂的游离皮瓣移植能够一期修复面部大面积皮肤软组织缺损，成活率较高，能够提供足够的组织量进行修复并具有较好的抗感染能力。目前成熟常用的有股前外侧皮瓣、胸大肌皮瓣、前臂皮瓣等。

三维重建技术在面中部缺损修复中的应用：计算机辅助外科技术

目前已经广泛应用于外科领域。对复杂损伤进行精准的矫治是临床医师经常面对的难题。患者对手术效果预期较高，因此充分的准备和精确的手术设计及模型的建立尤为重要。

组织工程技术的应用：颌面骨缺损修复一直以来都是较大的难题。虽然可采用自体其他部位骨移植进行修复，但是其仍存在许多弊端。近年来组织工程骨被提出，一系列动物实验研究及临床应用逐渐开展并取得了一定成果。组织工程骨早期在临床主要应用于躯干四肢骨的修复，随着研究的不断深入，一些学者已经开始尝试将其应用于颌面组织修复中。应用组织工程技术将提取的骨髓干细胞种植到可吸收支架材料上形成复合物，在体外培养一定时期再将形成具有所需形态的组织工程骨植入到缺损部位进行修复，在临床上取得了一定成果。因此目前此项技术具有极大的发展前景。

总之，不同的游离组织瓣修复方法各具优缺点，在临床具体应用中应结合患者具体情况选择不同的组织瓣修复方式。近年来医学科学技术的飞速发展使得组织缺损的组织瓣修复重建方法层出不穷，并已经在临床上广泛应用，但离真正的临床满意还有一定的距离。组织工程、再生医学的发展将来有望在体外构建出人体组织器官应用于临床，真正实现生物学重建。

参考文献

1. 刘宁，刘育凤，演金龙，等. 面部中小面积软组织缺损的美容修复. 东南大学学报，2009，28（6）：522-524.

2. MARTIN D，PISTRE V，PINSOLLE V，et al. The iliac crest. Perspective on a donor site of exceptional free flaps，20 years after its initial description. Ann Chir Plast Esthet，2000，45（3）：201-218.

3. 周文君，张旭东. 菱形皮瓣联合颊脂肪垫瓣转移修复面颊凹陷性瘢痕. 中华医学美学美容杂志，2008，14（4）：248.

4. 李峰永，李养群 . 颏下动脉颈部岛状扩张皮瓣修复面部软组织缺损 . 中华整形外科杂志，2009，25（6）：419-421.

5. HAMRA S T. Composite rhytidectomy. Plast Reconstr Surg，1992，90（1）：1-13.

6. KLEIN A W. Contraindications and complications with the use of botulinum toxin. Clinics in Dermatology，2004，22（1）：66-75.

7. SAM T，HAMRA S T. A study of the long-term effect of malar fat repositioning in face lift surgery：short-term success but long-term failure. Plast Reconstr Surg，2002，110（3）：940-951.

8. GUTTMAN C，刘天一 . 面部自体脂肪移植术的进展 . 中华医学美学美容杂志，2005，11（2）：120.

9. 王学侠，徐宝琪 . 喙突植入鼻旁区矫正面中部凹陷 . 国外医学（口腔医学分册），2001，28（5）：327.

10. 艾玉峰，柳大烈 . 美容外科学 . 北京：科学出版社，1999：502-503.

（龚龙岗　邢园　刘文军　李巧玉）

围手术期治疗及护理

37. 头面部相关手术的并发症及预防

（1）眼球内陷和复视

眼球内陷和复视发生的原因或是构成眼眶的骨块移位而使眼球移位，或与眶周脂肪萎缩或疝出、眦韧带失去正常附着和支持、眼外肌嵌顿等有关。当眼眶的容积改变达到 5% 的时候，眼球的位置就会改变，出现眼球内陷和复视。

一般认为，骨性眼眶每增大 1 mL，眼球内陷约 0.93 mm，大于 2 mm 的眼球内陷常需做手术治疗。而 ZMC 骨折后出现短暂的复视与眶周组织的水肿和血肿有关，持续的复视常代表眶内组织的嵌顿或疝出，需做手术复位。早期可用激素类药物快速消除眶周组织的水肿，若仍有复视，则尽快手术。

治疗：骨折复位，解除神经和肌肉的嵌顿。

（2）眦距过宽

颧骨复合体骨折后出现的眦距过宽，绝大部分是软组织的畸形即内眦过宽引起的，而这种后遗症主要是医师当时未同期处理鼻眶筛区骨折导致的，治疗上比较棘手。

（3）面部不对称

眶颧复合体术后常出现面宽过大、颧突度不足的不对称畸形，影响患者的自信心。解决此问题的关键：①伤后及早手术，精确整复；②对陈旧性的骨折，需行颅颌面的截骨和植骨术，包括 Med-por 补片在颧骨体表面的嵌贴植入（图 106）。

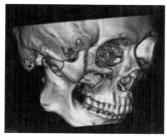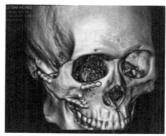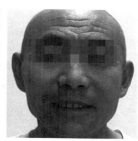

图 106　右侧面部多发性骨折术后面部隆突（彩图见彩插 33）

（4）眶下区麻木和痛觉过敏

眶下神经的损伤，实质为神经受损后炎症引起的神经鞘水肿和微循环障碍。患者有眶下区域感觉迟钝和痛觉过敏，触摸该区域出现刺痛、痒感和麻木。

治疗：①眶下神经减压。在影像学上证实有眶下神经管和眶下神经孔压迫眶下神经，需经眶下进路，打开眶底进行探查，去除压迫的碎骨片，或可在内镜下辅助手术。②药物保守治疗。无明确的骨折移位和骨碎片压迫的患者，可口服非甾体类抗感染药如布洛芬，结合使用利尿药、血管抗凝药物和 B 族维生素，连续使用 5 天到 2 周。

（5）伤口感染、裂开

主要是骨折处伤口周围软组织缺损，张力过大，引起伤口裂开、感染，特别是行局部骨增量的患者。可通过邻近软组织瓣延长、转移或滑行，植入口腔软组织修复膜等缝合关闭伤口，延迟伤口拆线，术后使用足量有效的抗生素。

（6）牙槽骨愈合不良、骨髓炎

主要是牙槽骨骨折对位复位不良，假性、错位愈合，骨折线区牙槽骨炎症发生。手术应准确将牙槽骨复位固定，避免微动，同时术中应保护牙槽骨骨膜，特别是碎片过小的，尽量小心保护其与骨膜等软组织的粘连，术后使用足量有效的抗生素。

（7）牙槽骨吸收、牙齿松脱

牙槽骨受伤、粉碎性牙槽骨骨折均可引起不同程度的牙槽骨吸收，严重时引起受累牙齿松动脱落。牙槽骨缺损造成周围支持组织不足，最终导致牙齿脱落。

（8）植入骨粉排斥、钛板松脱

钛板固定应在适当位置，一般选择两个牙根之间的牙槽骨，这样有足够的牙槽骨支持固位力。植入的骨粉排斥概率以羟基磷灰石人工骨最高，异种骨粉次之，同种异体骨粉最低；术后可适当使用激素等抗排斥药物治疗。

（9）牙齿坏死、变色

主要是受累牙齿的牙髓坏死，其营养受到破坏而引起变色。可将牙齿行根管治疗后，再行烤瓷全冠修复恢复美观效果。

（龚龙岗　刘文军　谭聪明　李巧玉）

38. 下颌骨骨折术后感染原因及诊治

近年来，坚固内固定技术已普遍应用于下颌骨骨折治疗，整体效果满意，但术后感染问题始终不可避免，一旦发生感染，就会增加患者痛苦和医疗费用，严重者可导致手术失败。为提高治疗成功率并减少术后感染发生，现就我科 2006 年至今下颌骨骨折术后伤口感染患者诊治总结如下。

（1）临床资料

感染发生部位：左侧下颌角 9 例，右侧下颌角 8 例，下颌正中 5 例，左侧牙槽骨 1 例，右侧下颌体部 1 例，左侧颏部 1 例。单发骨折 4 例，多发性骨折 21 例。与牙齿的关系：发生于下颌角区域的感染有 15 例存在口内黏膜撕裂；发生颏部感染的有 4 例存在松动牙、冠折、不同程度口内黏膜撕裂，术中松动牙予以牙弓夹板/钢丝结扎固定，位于骨折线上且牙龈严重萎缩的松动牙在术中拔除。与手术切口的关系：口内切口 19 例，外切口 6 例。感染的发现时间：术后

5～14日内感染3例，14日～4个月内感染22例，早期临床表现为切口裂开，局部软组织红肿，皮温升高，白细胞升高，体温波动于36.8～37.5℃，后期可见感染部位有明显波动感，切口有黄色脓性分泌物渗出、瘘口形成（图107）。

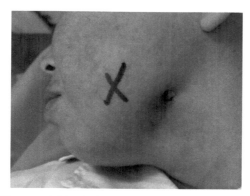

图 107　左侧下颌角术后感染（彩图见彩插 34）

（2）细菌培养

戴一次性无菌手套，无菌条件下取分泌物送培养。参照《全国临床检验操作规程》及诊断细菌学常规方法分离培养鉴定细菌。操作时严格质控，避免人为误差。

（3）临床过程

全部患者围手术期常规用药。术后5日～4个月患者手术切口局部软组织红肿、出现瘘口和溢脓，予以局部冲洗和全身应用抗生素1周。经保守治疗无效及出现瘘口和溢脓者，在全麻下沿原手术切口切开黏骨膜/骨膜，显露骨折部位及内固定材料，发现大量脓性分泌物、坏死组织、部分钛板钛钉松动，彻底清除坏死组织及坏死骨质，将松动钛板钛钉重新固定，增大骨接触面积和缩小无效腔。用大量过氧化氢、庆大霉素及生理盐水反复冲洗，分层严密缝合关闭，并放置引流条。术后伤口表面应用碘仿纱条覆盖，2次/日，皮肤表面应用弹力头套压迫，促进肉芽组织生长，术后依据细菌药敏试验选择敏感抗生素静脉滴注和漱口液漱口治疗，引流条于术后 2 日拔除，术后视切口生长情况拆线、停抗生素。

（4）治疗结果

1）一般情况。经局部冲洗和全身应用抗生素治疗 1 周，2 例下颌角处感染患者 II 期愈合。21 例患者经手术切开、冲洗、局部换药后 10 ～ 14 日 II 期愈合。其中 1 例患者清创术后第 3 日，原颏部黏膜瘘口处切口裂开约 0.5 cm，直达骨面，未见脓性渗出。给予过氧化氢和生理盐水反复冲洗，术后第 6 日，肉芽组织开始从创口深面向黏膜表面生长，术后 12 日伤口完全 II 期愈合。1 例患者经过积极治疗后仍存在潜在感染症状，2 个月后出现钛板外露，再次清创取出内固定物，创面及骨折愈合。

2）病原菌。术后细菌培养共分离出 11 种 27 株。其中革兰氏阳性菌：金黄色葡萄球菌 7 株，凝固酶阴性葡萄球菌 4 株，表皮葡萄球菌、枯草芽孢杆菌各 1 株；革兰氏阴性菌：肺炎克雷伯菌 5 株，大肠埃希菌 4 株，铜绿假单胞菌、阴沟肠杆菌、普通变形杆菌、黏质沙雷菌、恶臭假单胞菌各 1 株。

主要革兰氏阳性菌药物敏感率：切口感染的金黄色葡萄球菌敏感性较高的抗菌药物依次为万古霉素、头孢曲松、庆大霉素，耐药性较高的抗菌药物依次为青霉素 G、左氧氟沙星、克林霉素；凝固酶阴性葡萄球菌敏感性较高的抗菌药物依次为万古霉素、阿米卡星、庆大霉素，耐药性较高的抗菌药物依次为氨苄西林、头孢唑啉、头孢曲松。

主要革兰氏阴性菌药物敏感率：切口感染的肺炎克雷伯菌敏感性较高的抗菌药物依次为亚胺培南、庆大霉素、左氧氟沙星，耐药性较高的抗菌药物依次为氨苄西林、头孢唑啉、呋喃妥因；感染的大肠埃希菌敏感性较高的抗菌药物依次为亚胺培南、复方新诺明、阿米卡星，耐药性较高的抗菌药物依次为哌拉西林、氨曲南、头孢呋辛。

（5）感染的原因

受样本数量的限制及主客观因素的制约，我们对感染因素的分析尚存在主观判断：一方面严重的创伤破坏了下颌骨的血运，导致碎骨片缺血坏死，术中对骨膜广泛剥离、游离碎骨片清除后残留无效腔，术中电刀的广泛应用会使接触到的组织坏死，坏死组织产生的组织液可向切口内流动，易引起血肿、继发感染和骨坏死；另一方面术中清创不彻底，预防感染措施不充分也会造成感染。此外，无论是小型钛板还是微型钛板，对人体而言都是异物，若受植部位条件不是很好，可为其周围组织内细菌的再生提供场所，患者如伴有未能控制的高血糖、不良口腔卫生习惯、不能积极配合治疗或特殊体质也会影响伤口正常愈合。

（6）感染的预防和治疗

口腔菌群之间、菌群与宿主之间彼此互相依赖，无论手术方式和操作技巧如何变化，下颌骨骨折手术都是在与口腔相通的带菌环境中进行的，难以达到无菌手术条件。创伤、手术等原因使正常屏障作用受损，细菌侵入非正常寄居部位，引起感染。根据病原菌及药物敏感试验结果，可以选择价格低廉且敏感的药物，以提高性价比，减轻患者经济负担。本组研究发现：金黄色葡萄球菌、肺炎克雷伯菌、凝固酶阴性葡萄球菌、大肠埃希菌感染较为常见。但由于国际没有药敏的统一标准，根据我院药敏结果，予以敏感抗生素治疗、局部冲洗后伤口愈合。本组病例所感染的大部分病原菌，对常用抗生素有不同程度的耐药性，这可能与临床抗生素的广泛应用有关，因此，提醒临床医师予以注意。

术后感染只有彻底清创，才可能得到有效控制。下颌骨骨折坚固内固定术后的治疗难点在于感染发生时骨折处骨尚未愈合，又有部分发生骨坏死（图108）。如果将固定用的钛板钛钉取出，将使骨折部位不稳定，最终导致骨畸形愈合；而不去除坏死组织、坏死骨质，就不能有效彻底控制感染。经过认真讨论，我们认为：应该尽量不影响骨愈合，同时也应尽量减少异物反应。将松动钛板钛钉重新固定，以增大骨接触面积和缩小无效腔。对于松动牙及骨折线上牙予以牙弓夹

板 / 钢丝固定，而未拔除，防止因拔牙而引起继发感染。

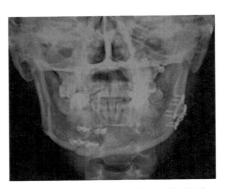

图 108　CT 示钛板下方骨质破坏吸收

对于全身系统疾病，抵抗力差、不良的口腔卫生习惯、不能积极配合治疗或特殊体质的患者，切口愈合的能力较差，尤其要注意术后容易发生骨愈合不良、感染，但是否有因果关系尚需进一步研究证明。因此要注意患者的营养支持治疗，防止糖尿病患者血糖控制不佳或低蛋白血症发生。

缝合、加压包扎等减少无效腔的处理是预防感染的主要因素。采用褥式加间断缝合的方法，形成良好的软组织外翻，可以保证手术切口在不受口内细菌、唾液和食物污染的情况下，使软组织与骨组织重新附着，减少无效腔、血肿继发感染概率。

感染的早期局部小范围的冲洗和换药对大多数感染并非最有效的治疗，相反会贻误治疗的最佳时机。早期彻底切开清创，可以避免骨部分坏死发生。此外，长期的感染创面期望Ⅰ期愈合是不可能的，往往经肉芽组织Ⅱ期愈合。通过本组病例发现：早期 2 ～ 3 次 / 日过氧化氢、生理盐水反复局部冲洗、换药，手术切口表面小块碘仿纱条隔离，可以减少渗出，防止唾液、食物进入创面。后期肉芽组织开始生长时，可以适当减少冲洗、换药次数。一般 14 日左右创面可以Ⅱ期愈合。

综上所述，下颌骨骨折坚固内固定术后感染的原因较多，为了防止切口术后感染，术前要正确掌握手术适应证并做好周密的手术计划，尽力消除和减少术前、术中和术后各阶段易继发感染的相关因素，争取切口 I 期愈合。

（龚龙岗　刘文军　谭聪明　李巧玉）

39. 头面部骨折坚固内固定术后并发症原因及治疗对策

（1）并发症的确认和分类

国内外文献中各家报道并发症的发生率差异较大，为 0 ～ 27%，除受病变性质和范围、适应证掌握和术式选择、手术技术及术后综合治疗等各环节的影响外，还存在并发症的定义和分类问题。如面部各神经因术中牵拉引起的局部麻木感可自行缓解、病变组织不可避免地出血、面部瘢痕形成及术后其他部位发生骨折等是否应计入并发症？此外，严重和轻微并发症如何划分？在发生率计算上应以并发症发生频数和手术部位数为基数，还是仅以病例数为基数？我科采用以并发症发生频数为分子、以病例总数为分母的并发症发生率计算方法进行统计，并发症发生率为 6.13%。感染、钛板断裂、外露、神经损伤断裂、关节功能受限被列入严重并发症中；随访期间瘢痕形成影响美观者未被纳入统计。为了使并发症报告更为客观和具有可比性，建议制定一个相对合理的并发症确认和分类标准及统一的计算方法。

（2）并发症发生机制的探讨

颌面骨折治疗目的是恢复患者面部的高度、宽度、深度、突出度、咬合关系及鼻眶部的完整性，其只能通过各种稳定的内固定术来实现。内固定术相对于单纯外固定直接有效，可以较好地保持骨折的解剖复位，有利于患者术后早期功能锻炼，特别在防止骨折端的剪式或旋转性活动方面更为有效，钛板因密度小、重量轻、强度高、有较强的抗腐蚀性及优良的组织相容性，已成为目前颌面部骨折使用最多的材料，但临床上仍有部分患者术后发生感染、钛板外露、折断等并发症影响整体治愈率。

1）术后感染。作为术后最常见的并发症，临床发生率的报道不一。其发生原因主要与骨折较重、清创不彻底、口内外切口缝合不严密、患者口腔卫生极差及口腔护理不当、术后抗生素选择不合理、骨折处病灶牙存在、骨缺损植骨等关系密切，还可能与材料表面性状有关，植入体可为其周围组织内细菌的再生提供场所，此外，高血糖也是影响因素之一。本组所有患者经局部冲洗换药、抗生素治疗，必要时切开排脓等治疗后伤口 Ⅱ 期愈合。因此，坚固内固定术后感染并不需要立即取出钛板（图 109）。

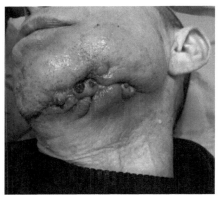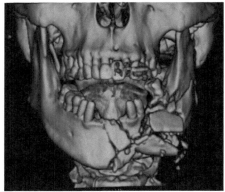

图 109　术后伤口感染（彩图见彩插 35）

2）咬合关系恢复不良。咬合关系恢复不良是颌骨坚固内固定术后较常见并发症。术中复位不准确、接骨板弯制不贴合、术后缺少及时有效的颌间固定致骨折再移位，医师技术经验不足，造成术后疗效果不够理想。术后辅以颌间弹性牵引 1 ～ 2 周，可以更好地恢复咬合关系，必要时可请正畸医师协助治疗（图 110）。

3）钛板外露。主要原因为固定部位过于靠近齿龈沟或皮肤致使缝合时张力较大及感染致使皮肤黏膜出现褥疮性破溃。钛板放置位置应距切口 5 mm 以上，避免缝合时张力过大，必要时行减张措施，避免直接拉拢缝合。如出现外露，可予以持续伤口冲洗换药外敷胰岛素纱布，3 个月后骨折愈合取出钛板（图 111）。

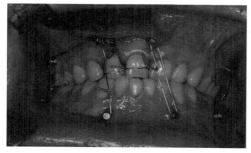

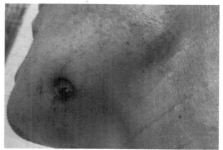

图 110　颌间牵引（彩图见彩插 36）　　图 111　钛钉外露（彩图见彩插 37）

4）神经损伤。主要发生在眶下孔、颏孔及面神经细小分支处，与术中牵拉、钛板放置不当、压迫或刺激下牙槽神经关系密切。因此术中钝性分离软组织、骨折断端复位、放置钛板及打孔时均应注意保护神经，术中避免过度牵拉神经，术后给予营养神经药物治疗，神经损伤症状逐渐减轻。

5）牙损伤。上下颌骨骨折线涉及牙齿时，应尽量予以保留，将松动牙与其他牙以钢丝固定增加其稳定性，而不主张拔牙，以免增加感染机会。术中放置牵引钉或内固定钉时应远离牙根，钻孔到牙龈缘的距离不应小于对应牙冠高度的 2 倍，以免损伤牙根，如已有损伤，可摄片复查，如骨折部位愈合正常，则手术取出钛板钛钉，术后口服甲钴胺 3～6 个月，麻木症状可逐渐消失（图 112）。

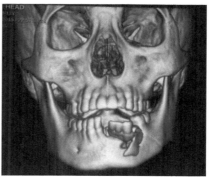

图 112　牙外伤

6）骨不连。骨折正常愈合过程的停止，即为骨不连。一般认为骨折术后 8 周、未经治疗 4 周仍表现为异常骨动感，影像学显示骨断端仍无骨桥连接。固定不良、感染和骨缺损是骨不连的三大最主要因素，需清创、重新固定，如骨缺损较大时需植骨或植入修复性材料。

7）眼球内陷、复视。其发生原因是构成眼眶的骨块移位而使眼球移位、眶周脂肪萎缩或疝出、眦韧带失去正常附着和支持、眼外肌嵌顿、术中复位不佳等。当眼眶容积改变达到 5% 时，眼球即发生位置改变，出现复视、眼球内陷。眶骨骨折及术后骨性眼眶每增大 1 mL，眼球内陷约 0.93 mm，大于 2 mm 的眼球内陷常需手术干预治疗。短暂的复视与眶周组织的水肿、血肿正相关，持续的复视常代表眶内组织镶嵌或疝出，需手术复位。早期可用激素类药物快速消除眶周组织的水肿，如仍有复视，则应尽快手术。

8）面部不对称。眶颧复合体骨折后常出现面宽、颧骨突出等不对称畸形，影响患者美观及自信心。解决此问题的关键：①伤后及时手术，精确复位固定；②对陈旧骨折，需行截骨术、植骨术、Mdepor 表面镶嵌植入等治疗。

9）体重减轻、生活质量下降。上下颌骨骨折患者咬合错位、术后颌间牵引患者不能正常进食时可引起体重减轻、生活质量下降，围手术期应予以肠内营养乳（瑞代）、氨基酸、脂肪乳等营养物质，防止患者伤后营养摄入不足、体重减轻。

（3）并发症的预防

包含避免损伤、及时发现损伤两个内容。术中术后应注意以下问题：①了解各种并发症的发生率、严重性和发生机制，如内固定部位发生感染时不必苛求取出钛板钛钉；②正确掌握适应证和选择合理的术式；③熟悉颌面部各组织的解剖学关系有助于术中骨折断端解剖复位及避免损伤神经血管和其他结构；④合理选择钛板钛钉的植入部位、方向；⑤及时合理的术后随访；⑥提高及时发现并发症的能力；⑦手术的每一个操作必须在直视下进行。

（龚龙岗　刘文军　谭聪明　李巧玉）

40. 耳鼻咽喉头面部护理

面部处于人体暴露部位，最易发生创伤，包括耳、鼻、眼、口腔等器官。面部创伤临床表现为皮肤淤血变色、伤口出血、肿胀及疼痛，严重者可出现咀嚼障碍和吞咽困难，颅脑损伤者甚至出现出血性休克。各种原因所致的头面部损伤、畸形，严重影响了患者的外在美观、心理状态和生活质量。患者非常痛苦，希望通过手术来恢复面容外形和功能，现将头面部的损伤特点及护理方法简述如下。

（1）头面部损伤的特点

1）头面部血运丰富。损伤后出血较多易形成血肿，组织肿胀迅速且严重。

2）头面部损伤常累及鼻和牙。鼻部畸形肿胀、疼痛会导致呼吸不畅，引起脑组织暂时性缺氧出现类流感样症状，表现为头痛、打喷嚏、流鼻涕、眼胀流泪、颜面部疼痛，牙齿脱落或者挤压碎片易引起创口感染。

3）易伴发颅脑损伤。尤其上颌骨或面中 1/3 部位损伤常伴有脑震荡、脑挫裂伤，颅内血肿、颅底骨折等，引发一些神经系统的症状。

4）常伴有颈部损伤。尤其是下颌骨损伤易伤及颈椎和大血管造成颈部血肿（图 113），进而引起呼吸困难或颈髓损伤致高位截瘫（图 114）。

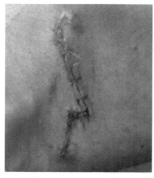 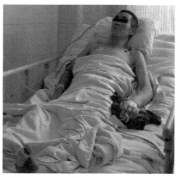

图 113 颈部外伤　　　图 114 颈髓损伤致高位截瘫
（彩图见彩插 38）　　　（彩图见彩插 39）

中国医学临床百家

5）易发生窒息。组织移位肿胀、舌后坠、血凝块及分泌物会堵塞呼吸道或发生窒息。

6）易发生感染。创口多与窦道相通，当异物存留时引发细菌增殖进而引起感染。

7）易导致颜面部畸形和功能障碍。骨折会影响呼吸功能、咀嚼功能、吞咽功能、语言表情等；软组织损伤、瘢痕、缺损可导致面神经损伤，进而引起颜面部畸形。

（2）护理措施

1）预防窒息。及时发现立即处理。由于颌面部血管神经分布丰富，水肿血肿压迫使呼吸道狭窄痉挛或者移位影响其畅通程度，引发窒息（若因咽喉肿胀压迫呼吸时经鼻或者口插入气管导管）。也可因手术后引起喉上及喉返神经损伤，提高窒息发生的概率，为防止其发生，床旁备气管切开包。清理呼吸道：①手指或器械或吸引器深入咽部迅速去除堵塞物（异物、分泌物、血液、血凝块）；舌后坠者用缝线牵拉舌部，拉出口外固定；上颌骨骨折可用压舌板等物将上颌骨向上提吊做上颌骨固定。②改变患者体位，解开患者衣扣、裤带，将头偏向一侧，或取俯卧位以便唾液和呕吐物流出（图115）。上述方法无效，紧急时，先环甲膜穿刺，再进行气管切开。

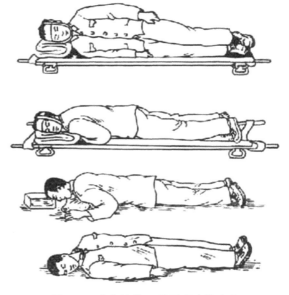

图 115　改变体位，利于呕吐物流出

2）压迫止血。手指压迫出血部位供应动脉的近心端；头顶、颞部：用拇指对准颞下关节，压迫颞浅动脉；头面颈部：在锁骨乳头肌前缘中点，平环状软骨外侧压迫颈总动脉于第六颈椎横突上（图 116）。

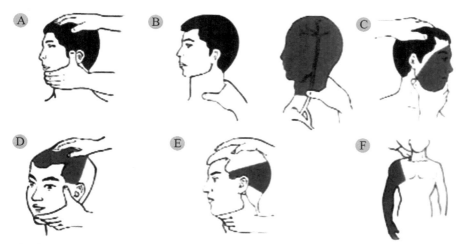

A.头顶部出血压迫法；B.头颈部出血压迫法；C.面部出血压迫法；D.头皮前部出血指压点及止血区血；
E.头皮后部出血指压点及止血区血；F.腋窝和肩部出血指压点及止血区血。

图 116 指压止血法

注意：忌同时压迫双侧，压迫时间不宜过久。

药物止血：遵医嘱给予局部止血药，如云南白药、吸收性凝胶海绵、止血粉等，全身止血药有酚磺乙胺、维生素 K、卡巴克洛等。

3）疼痛护理。面部感觉神经丰富，对痛觉也较为敏感，痛觉可刺激迷走神经反射，引起短暂性外周血管舒张，血压下降；患者精神紧张、恐惧均可降低痛阈，对疼痛更加敏感，颌面部的持续冷疗（图 117）可减轻疼痛，也可消肿，同时进行心理疏导缓解紧张情绪，必要时遵医嘱给予

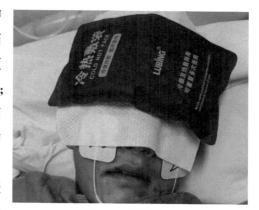

图 117 颌面冷疗

合适的镇痛药物。

4）心理护理。同时对患者进行舒适护理，病房环境要求保持病室清洁干净，开窗通风，使温度保持在 20 ～ 22 ℃，湿度保持在 40% ～ 60%，做好患者的生活护理，保持床单整洁干燥。面部创伤事故多为意外加之容貌缺陷，患者及家属的紧张焦虑尤为明显，故谈话中降低患者的期望值很有必要，多讲一些类似手术成功并康复顺利出院的病例，增加患者及家属的信心，以治病提高生活质量为主，其次是外形要求。护士给予鼓励和肯定，如告诉患者每日伤口的变化，使患者参与治疗过程；鼓励患者说出自己的感受，提供书籍、游戏或者音乐丰富的住院生活等。

5）预防和控制感染。条件允许时尽早行清创缝合术，条件暂不允许时尽快包扎伤口，及时注射破伤风抗毒素。由于颌面部解剖结构特殊，窦道较多且大多相通，如口腔、鼻腔、鼻窦、眼眶等，所以应严格遵守操作规程，观察伤口及边缘的肿胀情况，有无渗血、渗液，口腔伤口给予口腔护理（图 118），完全愈合前不刷患侧牙。必要时应用抗生素（图 119）。

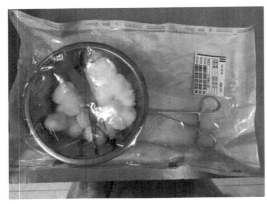

图 118　口腔护理用物（彩图见彩插 40）

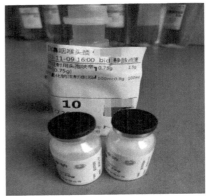

图 119　注射头孢类抗生素
彩图见彩插 41）

6）饮食护理。面部创伤患者咀嚼功能和吞咽功能会受影响，嘱其进微凉流质或半流质饮食（图120），颌间固定患者进流食或给予肠内营养。

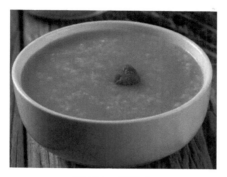

图120　半流食

7）休克。注意休克早期和休克期的变化。观察患者的神志、生命体征、瞳孔变化、静脉通路等，如有尿管观察其通畅程度、有无扭曲打折、尿液颜色，并准确记录尿量，若有异常及时报告医师。

8）合并颅脑损伤。嘱患者绝对卧床休息，减少搬动，暂停手术和检查；严密观察神志、生命体征和瞳孔变化。

（龚龙岗　李瑾　李巧玉　吴雨桐）

41. 耳鼻咽喉头面部围手术期护理

面部损伤原因甚多，大多需要进行手术治疗，包括急性损伤（撕裂伤、骨折、缺损）、面部异物、畸形、肿瘤等。患者及其家属往往紧张、焦虑。因此，耐心解释、细致护理不容忽视。

（1）术前准备

1）评估患者的整体情况。协助患者完善各类术前检查，完成皮试，测量生命体征，进行疼痛评估，做好术前宣教（图121～图123）。

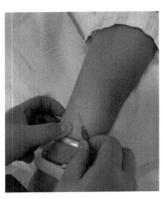
图 121　皮试

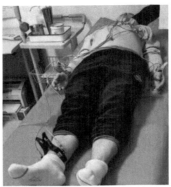
图 122　心电图

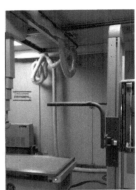
图 123　X 线

2）心理护理。重视心理疏导，术前由责任护士向患者解释手术的目的、方法、必要性、配合方法及注意事项和应急处理。让患者了解手术中的不适感，使患者在思想上有了充分的认识并接受不舒适的事实；并安慰患者，解除其思想顾虑及恐惧感。

3）舒适护理。病房环境要求保持病室清洁干净，开窗通风，使温度保持在 20 ～ 22℃，湿度保持在 40% ～ 60%，保持床单及病号服清洁干燥，病房内用物摆放整齐。

4）备皮。剃须、剃头发、剪鼻毛、清洁口腔，其目的在于使视野清楚，便于手术操作（图 124）。①患者取坐位，头后仰，鼻孔朝向光源或操作者的额镜反光；②涂红霉素眼膏于鼻毛修剪器上，以便剪下的鼻毛黏在其上，以免被吸入鼻腔，又可直接涂于局部以防划破鼻前庭皮肤而造成感染；③用生理盐水棉签将剪下的鼻毛全部黏出，并检查是否符合要求。

5）功能训练。呼吸功能训练：患者面部损伤疼痛会影响呼吸，引起大脑缺氧，会出现头痛、流泪、流涕、耳闷、眼眶疼痛等类似流感症状，嘱患者深呼吸、缩唇呼吸以减轻或缓解以上症状；张口练习（图 125）可以尽快恢复面部肌肉和骨骼的运动能力，可以从 1 根手指开始慢慢练习，循序渐进，直到嘴巴可以张到 3 指左右；颌骨骨折患者掌握张口训练的时机和方法，逐渐恢复咀嚼功能，减少面部并发症。

6）术前1日准备。术前禁饮食8小时，睡前酌情给予镇静剂。

7）进入手术室前准备。进入手术室前，做手术标记（图126），检查患者着装及手腕带，和手术室工作人员再次核对患者的基本信息。嘱患者排空大、小便，去掉身上所有随身携带物品。

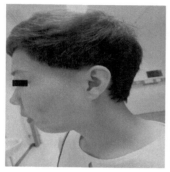
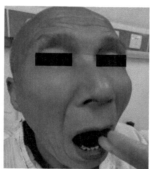
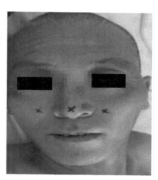

图124　备皮（彩图见彩插42）　　图125　张口练习　　图126　术前手术标记

（2）术后护理

1）评估患者术后情况。密切观察患者的神志、面色、口唇颜色、精神状况、瞳孔变化、静脉通路、镇痛泵（图127）及伤口。

2）监测体温变化。每日4次监测体温，术后3日体温升高若不超过38.5 ℃为正常现象，给予冷敷或温水擦浴物理降温，如有异常立即通知医师。

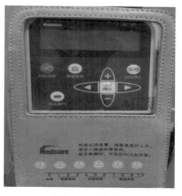

图127　镇痛泵

3）心理护理。头面部损伤患者术后不仅影响外形，而且会出现明显的语言、吞咽、咀嚼等功能障碍，给患者带来了巨大的心理压力。因而患者术后心理护理至关重要。护理人员向患者耐心细致地讲解相关疾病的治疗、预后等相关医学知识，解除其顾虑；护理人员在护理操作及治疗中要不断与患者沟通、交流，给患者准备笔和纸，让其将要表达的语言用文字描述，缓解患者紧张情绪，保持呼吸平稳，减少发生呼吸道梗阻的诱因；在生活上关心患者，使患者情绪放松，消除恐惧心理，积极配合医护人员。

4）体位护理。采取合理卧位，全麻术后给予患者平卧侧头位（图128），嘱患者将口腔内分泌物吐出勿咽下，以免误吸引起窒息，如有头晕或虚脱则改为平卧位；全麻清醒后给予患者半卧位（图129），有利于口眼鼻的分泌物流出，保持呼吸相对通畅，也有利于头部静脉回流，减轻充血，同时避免过多活动以减少再次出血的风险；出血不多及颅脑损伤者，半卧位，患者床头抬高保持在15°～30°，以减轻头面部肿胀，也有利于呼吸。

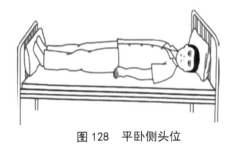 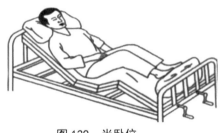

图128　平卧侧头位　　　　　　　　图129　半卧位

5）伤口护理。若伤口位于鼻腔、口腔，术后给予持续冷敷并观察腔内渗血情况，告知患者如有出血，血液会流向咽部，咽部有液体流动时勿吞咽，轻轻吐出，便于观察出血量，防止血液进入胃部引起恶心、呕吐；如有填塞纱条或止血海绵，要观察其有无松脱；为预防面部伤口肿胀和疼痛，早期给予患者持续冷敷和磁疗（图130）；头部手术需要全天佩戴头套，弹力头套的作用一方面是为

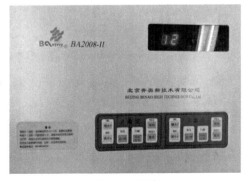

图130　磁疗

了帮助皮肤软组织和骨面更好贴合，促进面部愈合；另一方面可以帮助面部塑形，更好地消肿。

6）疼痛护理。患者一般在全麻作用消失后 24 小时内疼痛最为剧烈，同时术后疼痛可引起患者血压升高、伤口渗血等，根据医嘱和患者自身对疼痛的耐受情况，给予患者选择性使用镇痛泵、外用止疼药或注射镇痛药来缓解疼痛，有目的地进行预防性用药，减轻或避免疼痛不适给患者带来的不良影响。同时我们和患者沟通，安慰患者放松，告诉患者手术已做完，已安全返回病房，不要害怕，护士和家属就在床旁，解释当前情况，减轻患者心理上的不适感。同时也可分散其注意力，包括看电影、看话剧、听音乐、玩游戏等。

7）呼吸道管理。防止术后气管压迫、移位、堵塞等导致气管狭窄或痉挛，在患者床旁备气管切开包（图 131），安好负压吸引装置，备好抢救药品。

8）饮食护理。目的是提高机体抵抗力和补充发热消耗的水

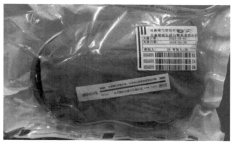

图 131　气管切开包（彩图见彩插 43）

分，并促进毒素和代谢产物的排出，保证患者的营养摄入，促进机体康复。全麻术后由于交感神经兴奋性降低引起患者黏膜干燥、胃肠蠕动减慢而产生肠道内积气，便秘应告知家属，应忌糖类、豆类产气食物，若无腹胀，则进高蛋白、高热量、高纤维素半流食或软食；面部手术多会引起咀嚼和吞咽障碍，会增加患者的疼痛，绝大多数患者采取少进食或者不进食的方法缓解局部的疼痛，要鼓励患者多进食高蛋白类食物，禁食酸辣、刺激性及过硬的食物，防止引起刺激性干咳，发生呼吸道梗阻。发热使患者机体水分丧失较多，要保证水的摄入量。禁烟酒，注意营养搭配、鼻饲或静脉补充营养（图 132）。

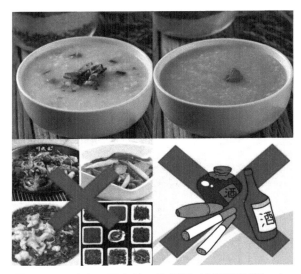

图 132 半流食，忌辛辣，禁烟酒（彩图见彩插 44）

9）预防出血。嘱患者注意保暖，避免感冒，避免用力咳嗽、打喷嚏，切忌用手挖鼻、用力擤鼻或抓挠伤口，防止再次出血。

10）预防感染。加强口腔护理。口腔黏膜干燥抵抗力下降，有利于病原体生长、繁殖，口腔内易出现感染，因此每次进食后都要用温水或复方氯己定漱口，情况允许则早晚刷牙保持口腔清洁。

由于颌面部解剖结构特殊，窦道较多，如口腔、鼻腔、鼻窦、眼眶等，所以应严格遵守操作规程，观察伤口有无渗血、渗液。必要时应用抗生素。

鼓励患者早下床活动，及早进行功能训练以改善全身及局部的血液循环。

（龚龙岗　李瑾　李巧玉　吴雨桐）

42. 头面部外科组织缺损修复术的护理配合

面部处于人体暴露部位，最易发生损伤，面部缺损分为耳、鼻、眼等器官的缺损和面部组织缺损。日常生活中的交通事故、工伤事故、运动损伤、打架斗殴等皆可导致面部不同程度的损伤，占人体创伤的 10% ～ 15%，其分为闭合性损伤（挫伤、血肿）和开放性损伤（擦伤、撕裂伤或撕脱伤、咬伤、枪伤）（图 133），临床表现为皮肤淤血变色、伤口出血、肿胀及疼痛，严重者可出现咀嚼障碍、出血性休克。护理措施如下。

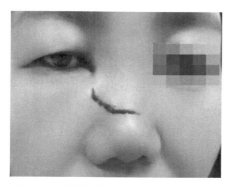

图 133　开放性损伤（彩图见彩插 45）

1）评估患者。密切观察生命体征（图 134），按时监测并记录；密切观察神志、瞳孔变化如异常及时通知医师进行处理，保持静脉通路畅通（图 135）。

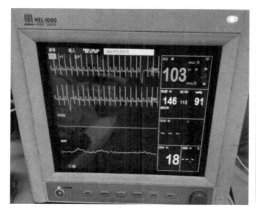

图 134　密切观察生命体征

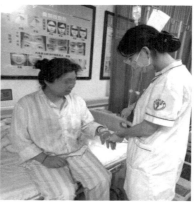

图 135　保持静脉通路通畅

2）体位护理。参见"耳鼻咽喉头面部围手术期护理"术后体位护理。

3）疼痛护理。头面部感觉神经分布较为广泛，疼痛极为敏感，交感神经兴奋使血压升高，颌面部骨折创伤均会引起颅内及组织的疼痛肿胀，消肿止疼尤为重要，通常在受伤 48 小时内给予持续冷疗及消肿的药物，同时磁疗，必要时遵医嘱应用抗生素和镇痛药。

4）饮食护理。参见"耳鼻咽喉头面部围手术期护理"术后饮食护理。

5）口腔护理。颌间固定患者禁食且保持口腔清洁，拆线之后，可以用软毛的小头牙刷轻轻刷牙。如果口内出现异常臭味，一定要警惕是否发生伤口感染。

6）呼吸道管理。参见"耳鼻咽喉头面部围手术期护理"术后呼吸道管理。

7）心理护理。突如其来的外伤、暴力、交通事故常给患者及家属带来重大打击，受伤后患者多有面部畸形，加重心理负担，表现出恐惧和焦虑情绪。疏导不同的心理问题，鼓励患者诉说不安及担忧，并给予耐心解释及安慰，帮助患者树立信心和勇气；每天安排患者视频或病房探视，让家属为其加油打气，安抚患者情绪，给予患者信心，同时播放轻松的音乐，让患者静心，放松心情，根据患者情况安排心理专家，疏导患者不良情绪，耐心解答患者疑问；床旁护士可举较多治疗康复案例，让患者了解医疗团队的能力，信任医护人员，帮助患者树立治疗信心，提升治疗及护理依从性；大力宣传医保新政策，缓解患者的经济焦虑状态。

（龚龙岗　李瑾　李巧玉　吴雨桐）

43. 头面部修复术后引流的护理

头面手术后放置引流管（图 136）的目的是引出切口内及周边的渗液或者血液等物质，加快伤口愈合，减少伤口感染的风险，同时引流管也是医师护士用来观察术后病情变化的依据，可以通过引流管引出的液体性状、性质、颜色和量等来判断伤口的变化，所以引流管非常重要。

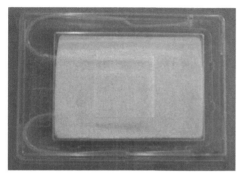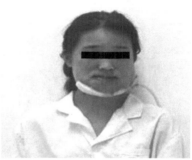

图 136　面部术后放置引流管（彩图见彩插 46）

（1）引流管的优点

①控制局部伤口感染，并且有消肿的作用；②避免伤口分泌物影响周围皮肤，减少换药次数；③避免使用过多抗生素。

（2）引流管护理

患者留置引流管，要加强巡视，确保引流管固定完好，需负压的引流管，确保负压有效。

术后观察期间尽量嘱患者采取半卧位（图 137），抬高头部，减少弯腰低头。如果引流管移位

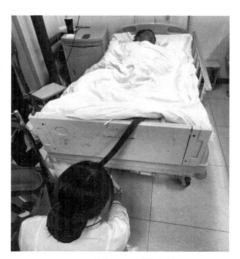

图 137　半卧位

渗漏，则通知医护人员来进行更换。

密切观察引流管，避免引流管脱出、堵塞、打折、扭曲等，确保引流通畅，以便及时清除渗出物，减少伤口内渗液及减轻伤口张力。

密切观察引流液的性质及量，并准确记录。若短时间内引流液呈鲜红色，并且量不断增加，24 小时内超过 200 mL，应考虑为活动性出血，需立即通知医师处理。若伤口肿胀，引流管内无引流液引出或引流液明显减少，应考虑引流管阻塞，血肿形成，也需立即通知医师处理。负压引流拔管前先解除负压，避免带负压拔管引起继发出血（图 138）。

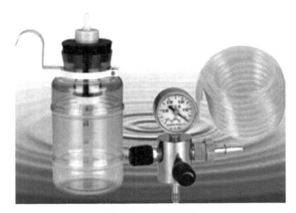

图 138　负压引流

（龚龙岗　李瑾　李巧玉　吴雨桐）

附录 笔者及团队成员发表的学术论文

1. 李莹，龚龙岗，刘波，等.鼻部外伤性骨折320例临床分析.陕西医学杂志，2004，33（2）：174-175.

2. 李莹，刘波.耳廓开放性外伤的治疗方法探析.中国耳鼻咽喉颅底外科杂志，2004，10（4）：218-219.

3. 李荣，李莹.沙棘油贴片法治疗鼓膜穿孔140例疗效分析.海南医学，2005，16（6）：15-16.

4. 龚龙岗，罗艳，李莹.颌面外伤中应用鼻内镜处理上颌窦骨折的体会.中国耳鼻咽喉颅底外科杂志，2005，11（6）：390-391.

5. 李莹，王鑫，罗艳.颌面部软组织开放性创伤的治疗.中国美容医学，2006，15（5）：556-557.

6. 龚龙岗，罗艳，刘武科，等.下颈椎骨折后患者行气管切开.中国耳鼻咽喉头颈外科，2007，14（7）：443-444.

7. 邢园，龚龙岗，李莹.陈旧性鼻骨骨折的治疗.美中国际创伤杂志，2012，11（2）：31-32.

8. 龚龙岗，张媛娜，邢园，等.鼻整形手术治疗鼻继发畸形的体会.北京医学，2013，35（2）：172-173.

9. 龚龙岗，谢咏梅，谭聪明，等.颅颌面部骨折手术中面神经的保护技巧.北京医学，2013，35（4）：368-369.

10. 龚龙岗，谭聪明，刘文军，等.手术入路的选择在面神经保护中的作用.临床耳鼻咽喉头颈外科杂志，2013，27（21）：1218.

11. 龚龙岗，刘文军，李巧玉，等.可吸收材料在小儿髁状突骨折中的应用.临床耳鼻咽喉头颈外科杂志，2014，28（17）：1354-1355.

12. 张媛娜，谢咏梅.下颌骨髁突骨折行切复内固定术及颌间弹性固定患者的围手术期护理.护士进修杂志，2014，29（8）：725-726.

13. 罗艳，马玉卓，刘文军，等.耳聋左慈丸对老年肾虚耳聋患者血清 TNF-α、IL-1β 及 IL-6 的影响.现代生物医学进展，2015，15（25）：4930-4933.

14. 罗艳.慢性咽炎患者应用养阴利咽汤的治疗效果研究.中国医药导刊，2015，17（9）：932-934.

15. 罗艳，马玉卓，龚龙岗.银杏叶注射液对神经性耳聋患者血清 NO、Concexin26、Concexin30 及临床疗效研究.辽宁中医药大学学报，2015，17（10）：170-172.

16. 刘文军，龚龙岗，罗艳，等.对我国变应性鼻炎动物实验研究的评价与思考.中国耳鼻咽喉头颈外科，2016，23（2）：115-117.

17. 刘文军，龚龙岗，谭聪明，等.以下颌肿物为首发症状的 McCune-Albright 综合征一例.

中华耳鼻咽喉头颈外科杂志，2017，52（2）：122-124.

18. 刘文军，龚龙岗，李巧玉，等 . 复杂颌面骨折重建修复 37 例报告 . 中国中西医结合耳鼻咽喉科杂志，2017，25（1）：60-62.

19. 刘文军，龚龙岗，谭聪明，等 . 上颌窦骨折内固定术后感染治疗体会 . 临床耳鼻咽喉头颈外科杂志，2017，31（6）：475-477.

20. 刘文军，李巧玉，范琼，等 . 核心切除治疗耳廓瘢痕疙瘩 . 中国中西医结合耳鼻咽喉科杂志，2017，25（6）：409-411.

21. 龚龙岗，刘文军，谭聪明，等 . 10000 例鼻功能性精准修复的临床体会 . 中国耳鼻咽喉颅底外科杂志，2019，25（2）：135-138.

22. 刘文军，龚龙岗，谭聪明，等 . 颌面骨折钛板钛钉坚强内固定术后并发症原因及防治对策 . 美中国际创伤杂志，2020，19（1）：17-19.

23. 刘文军，龚龙岗，李巧玉，等 . 下颌骨骨折坚强内固定术后感染治疗的经验和教训 . 美中国际创伤杂志，2020，19（1）：23-39.

24. 孟岩，邢园，龚龙岗，等 . 正常成年人嗅球体积测量的 MR 研究 . 中国耳鼻咽喉颅底外科杂志，2020，26（1）：53-57.

25. XING Y，TAN C M，LUO Y，et al. Effect of Quercetin on Rhinitis via Inflammatory Pathway. Pakistan Journal of Zoology，2020，53（2）：619-626.

26. TAN C M，XING Y，LIU W J，et al. Antiallergic effect of umbelliferone against ovalbumin-induced allergic rhinitis in experimental rats via multiple pathways. Latin American Journal of Pharmacy，2021，40（9）：2244-2251.

27. 吴雨桐，徐百成，郭玉芬 . 人工耳蜗植入者音乐感知能力的研究进展 . 中华耳科学杂志，2021，19（3）：518-521.

28. 谭聪明，邢园 . 醋酸曲安奈德联合利多卡因耳后注射治疗急性耳鸣的临床疗效观察 . 贵州医药，2022，46（6）：935-936.

29. 邢园，谭聪明 . 微型钛板与生物可吸收板在下颌骨骨折切复内固定术中的应力研究 . 贵州医药，2022，46（8）：1220-1221.

30. 谭聪明，刘文军，邢园，等 . 微创及传统开放式鼓室成形术治疗慢性化脓性中耳炎的临床观察 . 贵州医药，2022，46（10）：1586-1587.

31. 龚龙岗，刘文军 . 基于 3D 打印预前设计的上颌窦壁骨折精准修复 . 中国耳鼻咽喉头颈外科，2023，30（6）：395-397.

32. 刘晨阳，龚龙岗，李育军，等 . 反流性疾病与微生物关系的研究进展 . 胃肠病学和肝病学杂志，2023，32（8）：919-922.

33. 王英，岳丽，孟岩 . 某高校学生颈椎曲度异常的相关因素分析 . 医学信息，2023，36（19）：84-87.

34. GONG L G，LIU Y，LIAN H P，et al. Risk of stroke in patients with diabetic retinopathy：a systematic review and meta-analysis. Journal of Clinical Neuroscience，2023，116：112–119.

出版者后记

Postscript

　　科学技术文献出版社自 1973 年成立即开始出版医学图书，50 年来，医学图书的内容和出版形式都发生了很大的变化，这些无一不与医学的发展和进步相关。《中国医学临床百家》从 2016 年策划至今，感谢 700 余位权威专家对每本书、每个细节的精雕细琢，现已出版作品近 300 种。2018 年，丛书全面展开学科总主编制，由各个学科权威专家指导本学科相关出版工作，我们以饱满的热情迎来了《中国医学临床百家》丛书各个分卷的诞生，也期待着《中国医学临床百家》丛书的出版工作更加科学与规范。

　　近几年，中国的临床医学有了很大的发展，在国际医学领域也开始崭露头角。以首都医科大学附属北京天坛医院牵头的 CHANCE 研究成果改写美国脑血管病二级预防指南为标志，中国一批临床专家的科研成果正在走向世界。但是，这些权威临床专家的科研成果多数首先发表在国外期刊上，之后才在国内期刊、会议中展现。如果出版专著，又为多人合著，专家个人的观点和成果精华被稀释。为改变这种零落的展现方式，作为科技部主管、中国科学技术信息研究所主办的中央级综合性科技出版机构，我们有责任为中国的临床医师提供一个系统展示临床研究成果的舞台。为此，我们策划出版了这套高端医学专著——《中国医学临床百家》丛书。

　　"百家"既指临床各学科的权威专家，也取百家争鸣之义。

丛书中每一本书阐述一种疾病的最新研究成果和专家观点，按年度持续出版，强调医学知识的权威性和时效性，以期细致、连续、全面展示我国临床医学的发展历程。与其他医学专著相比，本丛书具有出版周期短、持续性强、主题突出、内容精练、阅读体验佳等特点。在图书出版的同时，同步通过万方数据库等互联网平台进入全国的医院，让各级临床医师和医学科研人员通过数据库检索到专家观点，并能迅速在临床实践中得以应用。

在与作者沟通过程中，他们对丛书出版的高度认可给了我们坚定的信心。北京协和医院邱贵兴院士说"这个项目是出版界的创新……项目持续开展下去，对促进中国临床学科的发展能起到很大作用"。北京大学第一医院霍勇教授认为"百家丛书很有意义"。我们感谢这么多临床专家积极参与本丛书的写作，他们在深夜里的奋笔，感动着我们，鼓舞着我们，这是对本丛书的巨大支持，也是对我们出版工作的肯定，我们由衷地感谢作者的支持与付出！

在传统媒体与新兴媒体相融合的今天，打造好这套在互联网时代出版与传播的高端医学专著，为临床科研成果的快速转化服务，为中国临床医学的创新和临床医师诊疗水平的提升服务，我们一直在努力！

科学技术文献出版社

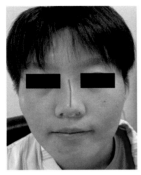

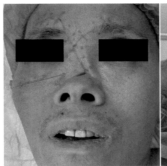

彩插 1　鼻骨骨折后外鼻
畸形（见正文第 035 页）

彩插 2　鼻骨骨折致鞍鼻畸形
（见正文第 035 页）

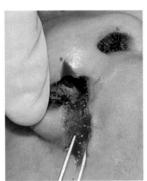

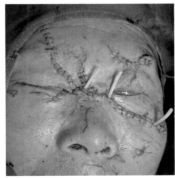

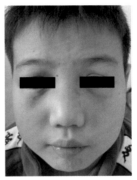

彩插 3　鼻部切割性损伤
（见正文第 038 页）

彩插 4　面部撕裂伤缝合后
（见正文第 038 页）

彩插 5　面部软组织淤青
（见正文第 038 页）

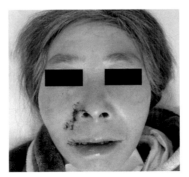

彩插 6　面中部骨折后面部变长（见正文第 039 页）

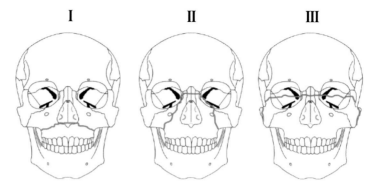

彩插 7　面中部骨折 Le Fort 分型（见正文第 039 页）

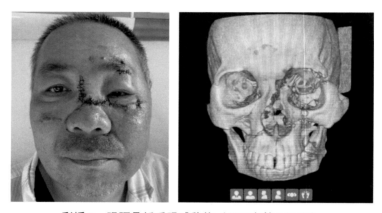

彩插 8　眼眶骨折后眼球移位（见正文第 040 页）

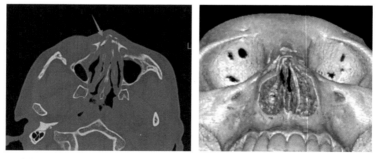

彩插 9　CT 平扫及三维成像提示鼻骨粉碎性骨折（见正文第 043 页）

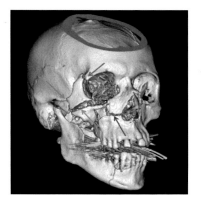

彩插 10　颧骨、眶骨、上颌骨、下颌骨多发性骨折（见正文第 043 页）

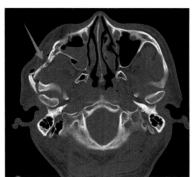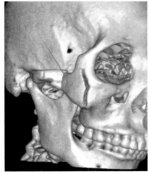

彩插 11　颧弓骨折（见正文第 044 页）

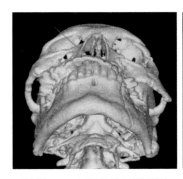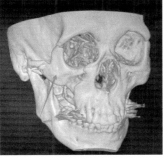

彩插 12　上颌骨旋转移位致　彩插 13　颧 – 眶复合体骨折
咬合关系紊乱（见正文第 044 页）　　（见正文第 044 页）

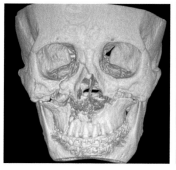

彩插 14　面中部离断骨折
（见正文第 044 页）

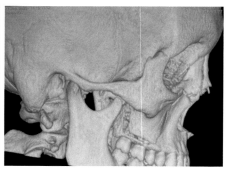

彩插 15　牙槽骨骨折
（见正文第 044 页）

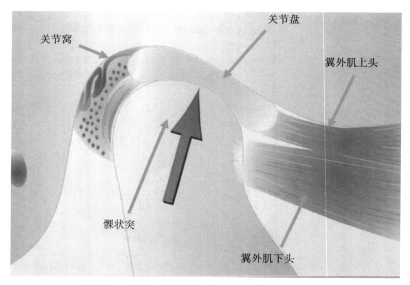

彩插 16　颞下颌关节示意（见正文第 100 页）

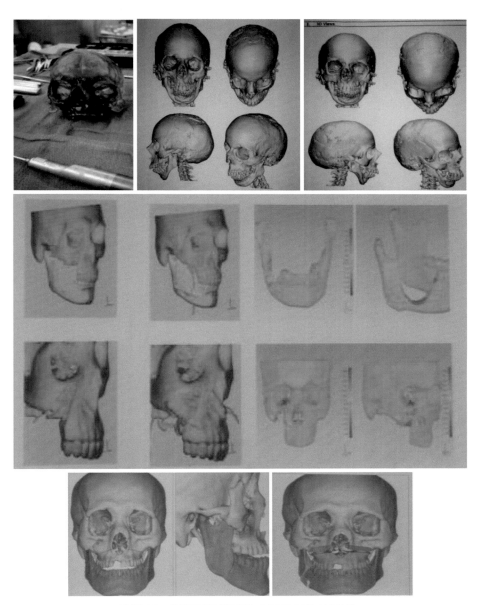

彩插 17　颅颌面三维重建（见正文第 115 页）

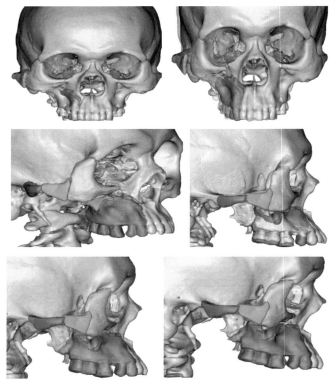

彩插 18　右侧上全颌骨产生 5 块较大的骨块（见正文第 116 页）

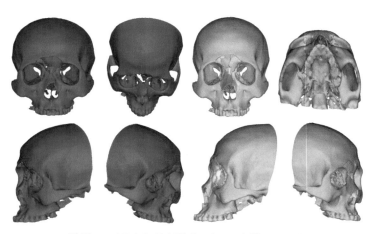

彩插 19　面中部骨折修复（见正文第 117 页）

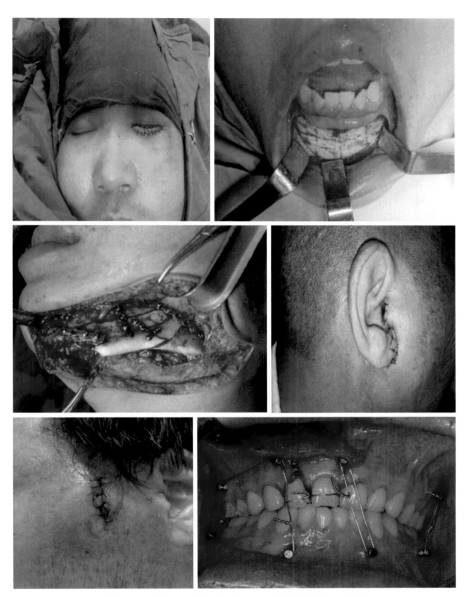

彩插 20　术中、缝合及颌间牵引（见正文第 118 页）

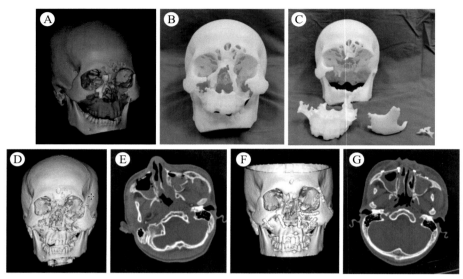

A. 术前鼻窦 CT 三维成像：各较大骨折块分别用黄、蓝、粉、绿等颜色标记；B. 1∶1 复制 3D 打印头颅树脂模型（分解前）；C. 1∶1 复制 3D 打印头颅树脂模型（分解后）；D. 术前 CT 示左侧颧骨、双侧鼻骨、上颌骨额突、鼻中隔、双侧上颌窦前壁、右侧眶下壁、左侧眶下壁骨折；E. 术前 CT 示双侧上颌窦前、外侧、内侧壁骨折，窦腔内积血；F. 术后 CT 示骨折处骨痂形成，内固定材料固定位置好，无移动、断裂、外露，上下牙槽骨间位颌间牵引钉；G. 术后 CT 示高密度影处为术中所用内固定材料，双侧上颌窦壁基本完整、腔内仍有积血。

彩插 21　3D 打印头颅模型的应用（见正文第 128 页）

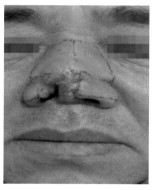

彩插 22　鼻畸形（见正文第 136 页）

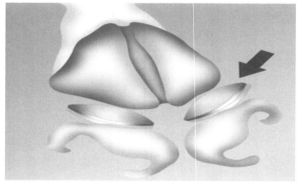

彩插 23　自体软骨（见正文第 136 页）

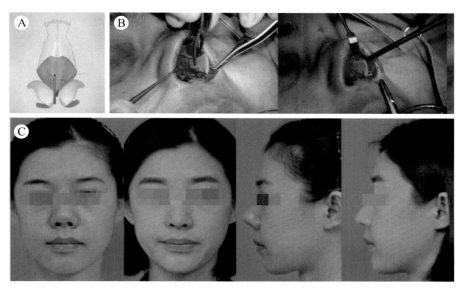

彩插 24　自体软骨移植及手术效果（见正文第 137 页）

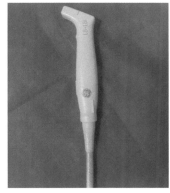

彩插 25　超声探头
（见正文第 139 页）

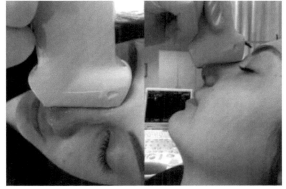

彩插 26　超声探头的使用（见正文第 139 页）

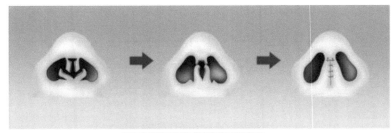

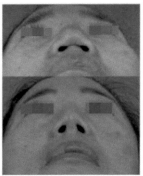

彩插 27　鼻外观美容（见正文第 141 页）

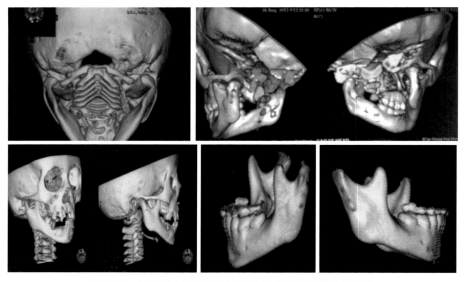

彩插 28　可吸收材料切复内固定术（见正文第 142 页）

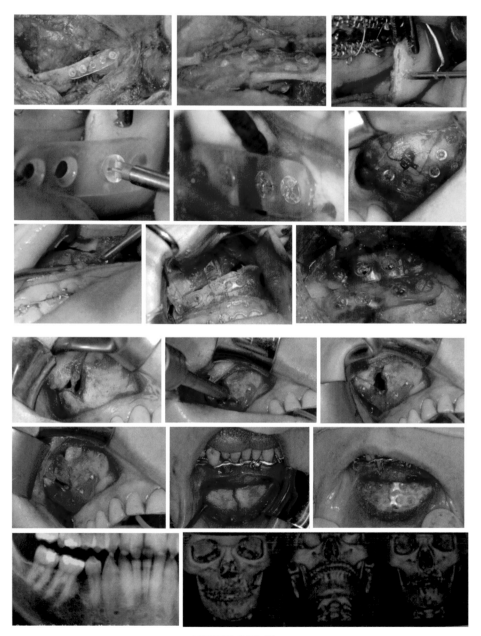

可见可吸收螺钉孔。

彩插 29　可吸收材料的临床应用（见正文第 144 页）

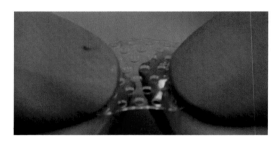

彩插 30　可吸收网板（见正文第 145 页）

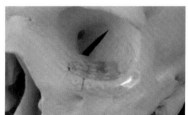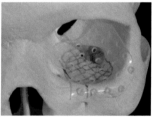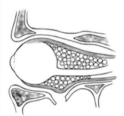

彩插 31　3D 打印技术前预案（见正文第 145 页）

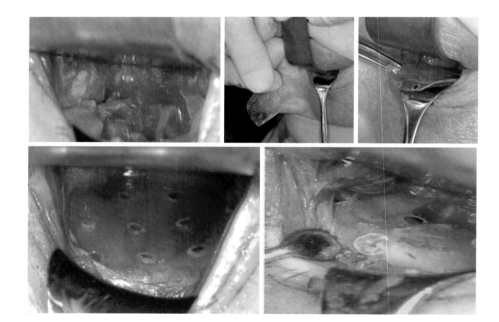

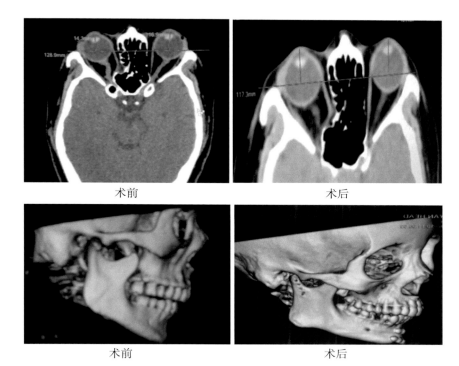

术前 术后

术前 术后

彩插 32　3D 打印技术的临床运用（见正文第 146 页）

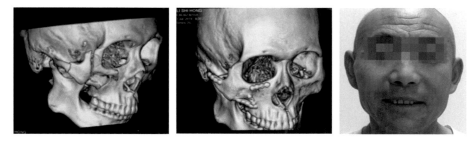

彩插 33　右侧面部多发性骨折术后面部隆突（见正文第 211 页）

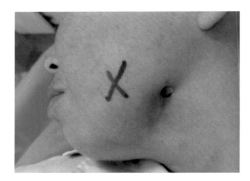
彩插 34　左侧下颌角术后感染（见正文第 213 页）

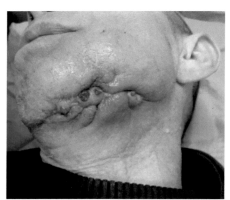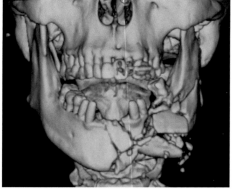
彩插 35　术后伤口感染（见正文第 218 页）

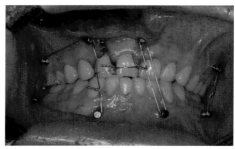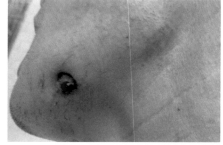
彩插 36　颌间牵引（见正文第 219 页）　　彩插 37　钛钉外露（见正文第 219 页）

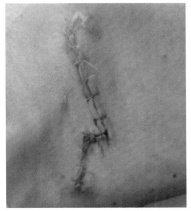
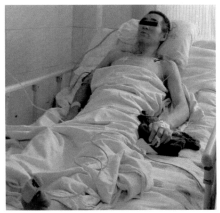

彩插 38　颈部外伤　　　　　彩插 39　颈髓损伤致高位截瘫
（见正文第 221 页）　　　　　　（见正文第 221 页）

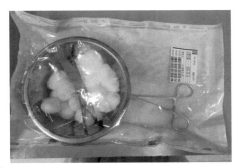
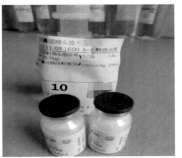

彩插 40　口腔护理用物（见正文第 224 页）　彩插 41　注射头孢类抗生素
（见正文第 224 页）

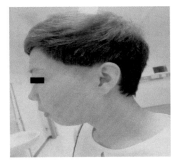
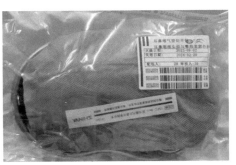

彩插 42　备皮（见正文第 227 页）　彩插 43　气管切开包（见正文第 229 页）

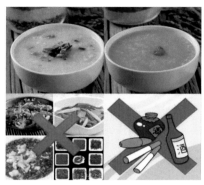

彩插 44 半流食，忌辛辣，禁烟酒
（见正文第 230 页）

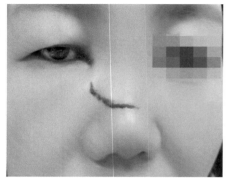

彩插 45 开放性损伤
（见正文第 231 页）

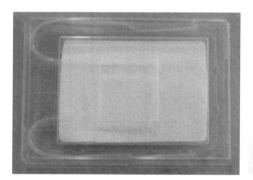
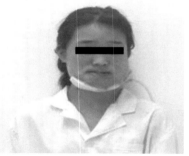

彩插 46 面部术后放置引流管（见正文第 233 页）